"六一健康快车"项目专家委员会
北京胡亚美儿童医学研究院　组　编

儿童心理障碍防治丛书
总主编　郑　毅

儿童情绪障碍

看看专家怎么说

主　编◎罗学荣

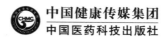

中国健康传媒集团
中国医药科技出版社

内容提要

本书是为儿童情绪障碍提供预防与配合治疗的指导性书籍，分为焦虑障碍与抑郁障碍两篇。其中重点介绍每种疾病的概念、流行病学、临床常见的表现（西医常见的症状和中医的证候辨识）、导致该疾病发生的因素、对患儿的影响、疾病的识别和诊断、中西治疗方法和家庭康复治疗等内容。该书参阅了近10年来儿童情绪障碍的文献资料，具有较强的科学性和实用性，文字通俗易懂，适合于想了解情绪障碍的家长、儿童教育工作者、中小学教师和社会工作者阅读和参考。

图书在版编目（CIP）数据

儿童情绪障碍　看看专家怎么说 / 罗学荣主编 . —北京：中国医药科技出版社，2019.6
（儿童心理障碍防治丛书）

ISBN 978-7-5214-1119-5

Ⅰ . ①儿… Ⅱ . ①罗… Ⅲ . ①小儿疾病—精神障碍—防治 Ⅳ . ① R749.94

中国版本图书馆 CIP 数据核字（2019）第 072883 号

美术编辑 陈君杞
版式设计 南博文化

出版 **中国健康传媒集团**｜中国医药科技出版社
地址 北京市海淀区文慧园北路甲 22 号
邮编 100082
电话 发行：010-62227427 邮购：010-62236938
网址 www.cmstp.com
规格 710×1000mm ¹/₁₆
印张 14
字数 188 千字
版次 2019 年 6 月第 1 版
印次 2019 年 7 月第 2 次印刷
印刷 三河市万龙印装有限公司
经销 全国各地新华书店
书号 ISBN 978-7-5214-1119-5
定价 **55.00 元**

版权所有 盗版必究
举报电话：010-62228771
本社图书如存在印装质量问题请与本社联系调换

获取新书信息、投稿、为图书纠错，请扫码联系我们。

关注儿童心理健康

促进儿童全面发展

顾秀莲 二〇一九年三月二十日

第十届全国人大常委会副委员长、中国关心下一代工作委员会主任顾秀莲题词

丛书编委会

总　主　编　郑　毅（北京安定医院）

执行总主编　王廷礼（北京胡亚美儿童医学研究院）

编　　　委　（以姓氏笔画为序）

　　　　　王书荃（中国教育科学研究院）

　　　　　古桂雄（苏州大学附属儿童医院）

　　　　　刘　靖（北京大学第六医院）

　　　　　刘振寰（广州中医药大学附属南海妇产儿童医院）

　　　　　杜亚松（上海交通大学医学院附属精神卫生中心）

　　　　　陈飞龙（上海六一儿童医院）

　　　　　罗学荣（中南大学湘雅二医院）

　　　　　柯晓燕（南京医科大学附属脑科医院）

　　　　　高文斌（中国科学院心理研究所）

　　　　　崔永华（北京儿童医院）

　　　　　韩新民（江苏省中医院）

学 术 秘 书　周玉明（北京安定医院）

策　　　划　郎亚龙（中国关心下一代工作委员会事业发展中心）

　　　　　梅　建（中国心理学会心理学标准与服务研究委员会）

统　　　筹　李雷刚（中国关工委事业发展中心"六一健康快车"项目办公室）

　　　　　陈飞扬（中国关工委事业发展中心"六一健康快车"项目办公室）

工 作 人 员　张　晨　侯晓菊　韩秀兰

本书编委会

主　编　罗学荣

副主编　高雪屏　蒋　屏

编　委　（以姓氏笔画为序）

王苏弘　方宇敏　叶海森　朱　峰

任宇昕　刘佳慧　杨听雨　李　英

肖　茜　肖永媚　沈　玲　周圆月

姚小花　高　鑫　陶　洪　黄　婷

崔夕龙　彭昕欣　谭晶晶

序

儿童是家庭的希望、祖国的未来。国家发展，人民幸福，端赖亿万百姓身心健康，尤其是儿童的身心健康。儿童健康，特别是儿童心理健康事关实现中华强国之梦。

党中央、国务院高度重视儿童的心理健康问题，特别是党的十八大以来，把儿童心理健康作为一项国家战略，做出了全面和系统部署。习近平总书记2016年3月在中央全面深化改革领导小组第二十二次会议上，讨论《关于加强儿童医疗卫生服务改革与发展的意见》时强调"儿童健康事关家庭幸福与民族未来"。在党的十九大报告中，习总书记语重心长地讲到"加强社会心理服务体系建设，培育自尊自信、理性平和、积极向上的社会心态。"

为全面落实党和国家关于儿童心理健康战略，在中国关心下一代工作委员会事业发展中心"六一健康快车"项目专家委员会的组织下，由北京安定医院郑毅教授力邀全国从事儿童心理障碍咨询、评估、诊疗、康复一线的100多位专家，编撰了《儿童心理障碍防治丛书》。这套丛书是在各位专家多年临床经验的基础上，将儿童心理发展规律、家庭对儿童心理发展的影响、儿童心理障碍的表现、诊断与治疗等等一一道来。该书言简意赅，内容通俗易懂，融知识性与科学性为一体，既适用于基层医务人员，又适用于患儿家长，是普及儿童心理健康知识的一套难得的优秀科普类读物。

原国家卫生计生委副主任
中国医药卫生文化协会会长　陳嘯宏

2019年5月于北京

前　言

　　心理健康是衡量儿童健康的重要指标，是世界卫生组织提倡的"全面健康理念"的核心。特别是儿童心理健康，是"实施健康中国战略"的基础，是全生命周期健康管理的根基。

　　据2015年《中国儿童青少年心理健康问题的现状》中强调："在刚刚迈进新世纪之时，回顾上一世纪医学的发展，我们欣喜地看到医学在战胜躯体疾病方面所取得的成就，但我们也痛心地看到精神/心理障碍给人们带来的痛苦、给社会发展和进步造成的阻碍并未得到有效地扼制，精神障碍和自杀已占到中国疾病总体负担的第一位。心理健康受人们重视的程度是与社会的发达程度相关联的。一般来说，社会的发展程度越高，人们所承受的压力越大，心理健康问题越突出。经过二十余年的改革开放，中国在经济建设方面取得了令世人瞩目的成就，人民生活水平已有很大改观。但相应地，人们所承受的心理压力愈来愈大，心理问题越来越多。"

　　"中国大陆18岁以下未成年人约有3.67亿人，据保守估计，患有各类学习、情绪、行为障碍者约有3000万人。其中，中、小学生心理障碍患病率为21.6%～32.0%，突出表现为人际关系、情绪稳定性和学习适应方面的问题。仅常见的儿童注意缺陷多动障碍的患病率即为5.07%±1.70%，其中北京为5.7%、湖南为6.0%，据估计有30%会发展为成人注意缺陷多动障碍；阅读障碍的患病率在北京为2.9%、湖南为3.3%。大学生中，16.0%～25.4%有心理障碍，以焦虑不安、恐怖、神经衰弱、强迫症状和抑郁情绪为主。根据北京大学精神卫生研究所对北京16所大学学生10年中辍学原因的分析，1982年以前主要为传染性疾病，而1982年以后则以精神障碍为主。并且，心理问题有上升的趋势。如北京大学精神卫生研究所的研究表明：1984年北京地区儿童行为问题患病率为8.3%，1993年为10.9%，1998年全国十二城市的儿童行为问题患病率为13.4%，2002年北京中关村地区部分重点小学儿童行为问题患病率为18.2%，并且主要以焦虑、抑郁等神经症行为的增多为主。"

党中央、国务院十分重视儿童心理健康。2012年，党的十八大提出"健康是促进人的全面发展的必然要求"。

习近平总书记在2016年全国卫生与健康大会上指出："没有全民健康，就没有全面小康。要把人民健康放在优先发展的战略地位……要重视少年儿童健康，全面加强幼儿园、中小学的卫生与健康工作，加强健康知识宣传力度，提高学生主动防病意识……要加大心理健康问题基础性研究，做好心理健康知识和心理疾病科普工作，规范发展心理治疗、心理咨询等心理健康服务。"党的十九大报告中指出："100%精神专科医院设立心理门诊，40%二级以上综合医院开设心理门诊。培育发展一批社会心理服务专业机构，为大众提供专业化、规范化的心理健康服务。"

2016年8月，中共中央、国务院在印发的《"健康中国2030"规划纲要》中指出："加强心理健康服务体系建设和规范化管理。加大全民心理健康科普宣传力度，提升心理健康素养。加强对抑郁症、焦虑症等常见精神障碍和心理行为问题的干预，加大对重点人群心理问题早期发现和及时干预力度。加强严重精神障碍患者报告登记和救治救助管理。全面推进精神障碍社区康复服务。提高突发事件心理危机的干预能力和水平。到2030年，常见精神障碍防治和心理行为问题识别干预水平显著提高。"

2016年12月，国家卫生计生委、中宣部等22个部门联合发布了《关于加强心理健康服务的指导意见》，强调："全面加强儿童青少年心理健康教育。学前教育机构应当关注和满足儿童心理发展需要，保持儿童积极的情绪状态，让儿童感受到尊重和接纳。特殊教育机构要针对学生身心特点开展心理健康教育，注重培养学生自尊、自信、自强、自立的心理品质。中小学校要重视学生的心理健康教育，培养积极乐观、健康向上的心理品质，促进学生身心可持续发展。高等院校要积极开设心理健康教育课程，开展心理健康教育活动；重视提升大学生的心理调适能力，保持良好的适应能力，重视自杀预防，开展心理危机干预。共青团等组织要与学校、家庭、社会携手，开展'培育积极的心理品质，培养良好的行为习惯'的心理健康促进活动，提高学生自我情绪调适能力，尤其要关心留守儿童、流动儿童心理健康，为遭受学生欺凌和校园暴力、家庭暴力、性侵犯等儿童青少年提供及时的心理创伤干预。"

2018年12月，为贯彻落实党的十九大精神，国家卫生健康委员会等10部委，联合发布了《关于印发全国社会心理服务体系建设试点工作方案的通知》，提出了"为大众提供专业化、规范化的心理健康服务"的要求。

党中央、国务院从健康中国建设大局着眼，将儿童心理健康作为一项国家战略，做出了全面谋划与系统部署。我们从事儿童心理障碍防治的工作人员，为了响应党与政府的号召，践行儿童心理健康战略，提高基层医疗保健机构儿科、儿童保健科、心理咨询专业人员对儿童心理障碍的早发现、早诊疗、早干预水平；让患儿家长对儿童心理障碍有一个正确认识，配合专业机构做好规范化治疗、干预及家庭康复。在中国关心下一代工作委员会事业中心"六一健康快车"项目专家委员会的统一组织下，由北京安定医院郑毅教授担任总主编，从2016年4月开始谋划《儿童心理障碍防治丛书》的编写工作，撰写编写大纲，确定编撰内容，商榷分册主编，力邀全国100多位从事儿童心理障碍防治专家（包括西医精神科、发育行为科、儿童保健科、中医儿科、儿童特殊教授等），于同年6月中旬在成都召开了第一次编写会，并提出了如下编写要求。

观点鲜明，通俗易懂，深入浅出，图文并茂；融科学性、知识性与趣味性于一体；既有指导性，又有服务性。

一是科学性

科学性是这套科普丛书创作的生命。即内容正确，数据、引文、用词准确；所论述的科普知识、技术和方法准确无误；要让读者了解准确的、可信的、有价值的儿童心理障碍疾病早期表现，并能得到及时、有效、规范的诊疗信息以及多学科（医疗、心理、教育、社会、康复、家庭）综合防治方法。

二是可读性

可读性是这套丛书创作与出版的价值。首先要有一个吸引读者眼球的书名与目录，才会引导读者去阅读全书的内容。其次雅俗共赏，通俗是科普写作最基本、也是最重要的要求，内容通俗易懂，贴近基层医生与家长；写作方法深入浅出；少用专业术语；化抽象为具体；雅致是要给读者一个轻松的阅读环境，即有雅兴的"轻阅读"。再就是在写作形式上要尽量新颖，增加人文关怀内容，典型的案例或故事最容易抓住读者的眼球，激发读者的阅读兴趣。

三是实用性

实用性是这套丛书创作的先决条件。鉴于这套丛书的读者为基层医生与患儿家长，其实用性就更为重要。

1. 要看得懂。少讲大道理，多讲行之有效的实用方法；少用医学术语，尽量用较通俗的语言进行创作。

2. 要用得上。力求每一本书的基本内容用得上，思维方法用得上，操作技术用得上。

3. 突出多学科综合干预。作者要结合自己所从事的专业工作，将中西医诊疗方法（西医的诊断、评估、药物治疗；中医的辨证论治、推拿、外治、药膳食疗）、心理咨询、康复训练、家庭康复指导等经验展示给读者。

第一次编写会后，8个分册的编者，历经3年的辛苦耕耘，全部完成了《儿童心理障碍防治丛书》的编撰任务。具体分册为：

《儿童心理障碍　看看专家怎么说》，为全书的主干内容，本书详细介绍了不同年龄阶段的儿童心理发展规律和特点，儿童心理健康的影响因素，如何为孩子心理健康发展提供良好的环境。结合实际案例介绍了儿童青少年心理问题及障碍的早期表现，当孩子出现心理问题时家长和老师等该如何正确处理。

《儿童多动症　看看专家怎么说》，本书共分认识儿童多动症、预防儿童多动症、治疗儿童多动症、照料儿童多动症四部分，介绍了儿童多动症的基本知识、防治方法和干预措施，并从中医药学和西医学的不同侧面详细描述了儿童多动症的研究进展、症状表现、诊断、治疗及辨证施治的特色和优势。

《儿童抽动症　看看专家怎么说》，本书从中西医结合的角度，介绍了抽动症这一常见慢性神经精神障碍的病因、病理生理机制、临床表现到治疗、康复和预后等每个环节的最新进展，同时重点介绍了家长护理的技巧和方法。

《孤独症和阿斯伯格综合征　看看专家怎么说》，本书介绍了儿童孤独症和阿斯伯格综合征的表现、发病原因以及治疗干预方法，并着重讲解了专业康复与家庭康复的方法、技能与注意事项。

《儿童情绪障碍　看看专家怎么说》，本书分为焦虑障碍与抑郁障碍两篇，重点介绍了每种疾病的概念、流行病学、临床常见的表现（西医常见的症状和中医的证候辨识）、导致该疾病发生的因素、对患儿影响、疾病的识别和诊断、中西治疗方法和家庭康复治疗等内容，而且每一类疾病均附有案例。

《儿童进食与排泄障碍　看看专家怎么说》，"进食障碍"讲了神经性厌食症、贪食症、异食症、儿童肥胖症；"排泄障碍"讲了遗尿症和遗粪症。书中重点从中西医两个方面来阐述这6种疾病的概念、临床表现、疾病形成的影响因素、对患儿的不良影响、如何进行辨识与诊断，以及常用的中西医治疗方法和疾病预防方法。

《儿童智力障碍　看看专家怎么说》，本书全方位地介绍儿童智力障碍的发病原因、临床表现、诊断与鉴别、中西医治疗方法，强调了家庭康复的重要性，并介绍了家庭康复方法。

《儿童上网　看看专家怎么说》，本书以儿童接触网络的5个阶段为主线，介绍了网络游戏的特点以及网络成瘾的原理，同时结合儿童期各个阶段的心理发展规律，分阶段有重点地给出了介入和指导儿童上网的建议，旨在助力儿童养成良好的网络行为。

在这套丛书的编写过程中，得到了世界医疗网、上海六一儿童医院的大力支持，在此表示衷心感谢！

各分册主编及绝大多数编者都工作在繁忙的临床、科研、教学一线，为了儿童的心理健康，挤出有限的休息时间来承担编写任务，难能可贵，在此一并表示由衷的感谢！

由于编写时间紧迫，加之多动症、抽动症、孤独症等病因尚不十分明确，以及医学知识不断更新，书中可能存在不尽人意之处，真诚地请各位专家、读者朋友多提宝贵意见。

总主编　郑　毅

执行总主编　王廷礼

2019 年 5 月

编写说明

　　《儿童情绪障碍看看专家怎么说》是由"六一健康快车"专家委员会编写的《儿童心理障碍综合防治丛书》之一。本书是以儿童期常见的情绪问题（焦虑障碍和抑郁障碍）分类为指导，以简便实用、通俗易懂为原则，采取知识性、趣味性和案例相结合的表现形式，面向儿童家长、学校老师、心理咨询师、基层妇幼保健医生和儿保医师的科普读物，是为儿童常见情绪障碍提供预防与配合治疗的指导性书籍。

　　本书分焦虑障碍与抑郁障碍上下两篇，并根据临床上常见的疾病类型，参照美国精神障碍诊断分类系统，对两种情绪障碍进行分类。其中将焦虑障碍分为分离焦虑障碍、选择性缄默症、特定恐怖症、社交焦虑障碍、惊恐障碍和广泛性焦虑障碍；将抑郁障碍分为抑郁障碍和破坏性情绪失调障碍。针对每一种疾病，本书重点介绍了该疾病的概念、表现（西医常见的症状和中医的证候辨识）、发病原因、对患儿的影响、疾病的识别和诊断、中西治疗方法和康复等。

　　本书编者均是临床一线的儿童青少年精神卫生方面的中青年专家，均有研究生及以上学历，临床经验丰富。本书在编写中尽可能做到概念清楚、通俗易懂，所列诊断与治疗方法操作简便、实用性强，可为儿童心理障碍的防治提供有益的帮助和指导。

　　该书在编写过程中受到理论和临床水平的限制，疏漏之处在所难免，希望广大读者能够提出意见和建议，以便我们对本书进行修改和更正，力求完善。

编者

2019 年 2 月

目录
Contents

|上 篇| 焦虑障碍

| 下　篇 | 抑郁障碍

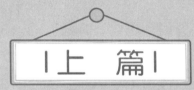

|上 篇|
焦虑障碍

第一章 分离焦虑障碍

第一节　什么叫分离焦虑障碍

涵涵，男孩，2岁。活泼可爱，从生下来妈妈就特别宠爱他，一直由妈妈亲自抚养。一个月前，因为妈妈要上班了，所以只得把他送入托儿所。从入托儿所的第一天起，他就哭闹不停，紧紧拉着妈妈的衣服不放，不让妈妈走，在托儿所里不肯吃饭、不肯午睡，甚至不肯喝水。整天哭着吵着要妈妈，老师怎么哄劝都没有效果。下午，他常常站在托儿所的门口等候妈妈，不和其他小朋友一起玩。回到家里，总是跟在妈妈身旁，害怕妈妈离开他。晚上睡着后还常常惊叫"妈妈！""妈妈！"。

上述案例中的小男孩面临生活环境改变的问题，他白天要和一直照顾着他的妈妈分开待在托儿所里了，也就是白天见不到妈妈了，然后他就表现出害怕、哭闹，日常活动受到影响。分离焦虑障碍就是与亲人或照料者分离或离开他熟悉的环境时，表现出过度的焦虑情绪和一些躯体不适。此类儿童焦虑情绪的严重程度超过正常儿童的离别情绪反应，社会功能也受到明显影响。

从7个月到学龄前，几乎所有的儿童都曾因为与父母或主要养育者分离而焦躁不安。但如果焦虑表现严重，影响到日常正常的学习、生活、娱乐等活动，且持续时间超过4周，则儿童可能出现了分离焦虑障碍。分离焦虑障碍有一个从轻到重的发展过程。最初可能是一些无害的理由，找些借口要求晚上与父母睡在一起；早上上学时从感到身体不适或偶尔不上学，逐步发展到每天因上学发脾气，最后完全拒绝上学。而且他们会越来越关注父母的行踪与日常活动，总想和父母在一起；出现短暂的分离，就会表现出不安、担心、焦虑等情绪。

第二节　分离焦虑障碍患儿的表现

一、常见症状（西医）

分离焦虑障碍的患儿在与父母分离或离家时，表现出不恰当的、过度的、影响行为功能的焦虑，是孩子离开父母时出现的一种消极的情绪体验。与依恋对象分离时，患儿表现的与年龄不相适的、过度的、损害行为能力的焦虑，多发生在6岁以前，发病高峰是6~11岁。依不同年龄，患儿会有不同的行为反应。

（一）幼儿期

幼儿期常常表现在与主要依恋对象（通常是母亲）分离时，大哭不止，抓住亲人不放，乱踢乱跳，躺在地上打滚，不能接近，拒绝吃饭，严重者可能会哭闹一整天；或者表现为入托时大哭大闹，家长走后追随老师要求回家；早上入托前躲在角落里不出来，家人把他抱出门仍大哭不止，甚至呕吐。上述表现的持续时间会比较长，超过一般幼儿初上幼儿园的适应时间，影响日常的生活和学习。

（二）学龄前期

学龄前期的患儿有了一定的表达能力，常常不切实际地出现一些担心，如担心父母或主要依恋对象被伤害，担心有灾难降临到亲人身上，会被谋杀或被绑架；担心不幸事件会把自己与主要依恋者分开；常做与分离有关的噩梦；不愿单独就寝，严重的会因为害怕离开主要依恋者而不愿意上学或去其他地方。

（三）学龄期

学龄期患儿主要表现为对分离的过分苦恼。分离前过分担心即将到来的分离，分离时表现出痛苦、依依难舍的情绪，分离后出现过度的情绪反应，主要是烦躁、不安、注意力不集中、哭泣，甚至患儿想象中的分离也引起痛苦的情绪反应。

（四）青春前期

青春前期最常见的是躯体症状，常常表现为头痛、头昏、胃痛、恶心等各种不适症状，甚至以此为借口逃避或拒绝上学。

二、证候辨识（中医）

（一）心虚胆怯

昱昱，女孩，3岁。"我要找妈妈！""妈妈几点来接我？"，这是昱昱在刚入幼儿园时说的最多的话。刚来幼儿园的昱昱就比别的小朋友爱哭，别的小朋友来幼儿园的第三天就能在大人离开后停止哭闹，自己玩玩具，还能和老师一起做游戏。可昱昱在早晨来园时不停地哭闹，像膏药一样粘着妈妈，不让妈妈离开，妈妈离开后就一直粘着老师，让老师保护她，或者一直在教室中间转圈，时不时地用牙咬衣服的领子。昱昱妈妈怀孕及生产过程顺利，孩子出生后的生长发育也与同龄孩子相符，平时性格内向，遇到陌生人总是喜欢躲在妈妈怀中，夜晚睡觉不安，容易惊醒哭闹。平时食欲正常，体质一般，患儿平时面色偏白，舌质淡红，苔薄白。

本案例中，患儿平时就有畏惧生人，夜卧不安，易惊易醒等胆小怯弱的表现，加之突然上幼儿园，难以适应陌生环境，心情抑郁，耗伤心血，血不养神，致使心虚神怯，故而表现出与其他孩子不一样的过度依恋和难以适应的状态。患儿面色偏白，舌质淡红，苔薄白，也是心虚胆怯之象。

（二）心血不足证

甜甜，女孩，13岁，初中一年级。近1年来，甜甜不愿意离家到学校上课，学习成绩下降，上课注意力不集中，一旦与母亲分离则担心母亲被坏人抓去或遇到车祸，反复要求老师给母亲打电话确认母亲安全或是要求立即回家；回到家总是抱着母亲并多次要求母亲保证不离开她。甜甜10岁时父亲因为肝癌离世，这件事情对她和她母亲打击都比较大，但甜甜没有厌学行为。1年前，甜甜月经初潮，经期不规则，月经量大，自觉头晕心悸，记忆力减退，面色苍白，夜寐不安，常常做梦，梦见母亲遭遇不幸。所以常常担心母亲也会像父亲一样离开她。查体可见孩子面色萎黄，舌质淡，苔白，脉细。

3年前，患儿因父亲离世，受到打击，忧思伤神，心神已损，但尚不影响她的正常生活。近1年来，由于患儿月经失调，失血量多，最终导致患儿血虚，头晕心悸，记忆力减退，面色萎黄；心血不足，心失所养，神失所附，因此患儿出现夜寐不安的现象，并且经常做噩梦；舌淡，苔薄，脉细，也是心血不足之象。

（三）肝肾阴虚证

天天，男孩，8岁。半年前随父母工作调动而转到新小学的三年级，新小学的班主任老师比较严厉，天天觉得老师处处针对自己，于是开始厌学，不愿意离开父母，不愿意上学读书，多次要求父母在家陪他，并提出转学要求。天天平时学习成绩中上水平，但做事缺乏耐心，容易紧张，对老师和他人的评价非常在意，平时口渴喜饮，手心、足心温度常常高于正常人，入睡后汗多。天天3年前有肾病综合征病史，激素治疗2年，病情稳定1年。体检可见面色潮红，舌质红，少苔，脉细数。

患者既往有肾病综合征病史，丢失大量精华物质，加之长期口服温阳的激素药物，致肝肾阴不足，阴虚不能制阳，心阳浮越，故见患儿面色潮红，阳热扰动心神，故见患儿心浮气躁。阳热迫津液外泄，故见患儿汗多，手足心热，口渴喜饮。突然改变学习环境，患儿难以适应，导致忧思过度，加重病情。舌红，少苔，脉细数为肝肾阴虚之象。

（四）肝郁化火证

晶晶，女孩，15岁，初三学生。她最近一段时间面临中考，学习压力大，不愿离开父母。一个月前模拟考试成绩不理想，之后晶晶上课时总是会胃痛不适，甚至恶心想吐，有时候还会觉得两胁肋下胀痛，生气的时候加重，夜梦繁多，而且特别容易与同学发生冲突，导致她非常不愿意上学，总是找各种借口留在家中不出门，总和父母在一起。查体可见面色红，舌质红，苔薄黄，脉弦数。

患儿为初三学生，学习压力大，对自己要求较高，考试成绩不理想，导致其忧思郁结，肝气不能调达，郁结化火，肝火扰心，心神不安，则急躁易怒，夜梦繁多；肝经循行于两胁下，故见两胁肋胀痛，情绪抑郁时加重；肝气横逆犯胃，胃失和降，胃气上逆，故见有胃痛，恶心等不适。舌红，苔薄黄，脉弦数为肝郁化火之象。

（五）痰火扰心证

斌斌，男孩，4岁，幼儿园中班学生。他平时活泼好动，与小朋友相处好。近半年不愿离开父母，到了幼儿园大门大哭，不愿意上幼儿园，常常说自己头昏头晕。平时喜欢吃肉，还喜欢吃甜食，体型偏胖。性格变得喜怒无常。老师反映上课时他常常不能集中注意力，食欲下降，昏沉欲睡，小便黄，大便偏干。查体可见舌质红，苔黄腻，脉滑数。

患儿平素喜食肥甘厚腻的食物，加之体型偏胖，为痰湿型体质；痰湿内蕴，会影响脾胃的健运，故见患儿食欲下降，痰湿会上犯清窍，就是我们的大脑，故见患儿昏沉欲睡，注意力难以集中。痰湿久郁可以化火，扰动心神，故见患儿喜怒无常，性情变化；火热内伤津液，故见患儿大便干结，小便黄。舌红，苔黄，脉滑数为痰火内盛之象。

第三节　分离焦虑障碍是怎样形成的

分离焦虑障碍其实是指孩子与亲人分开时，所表现出的一种情绪过激行为，比如有的孩子与亲人分开之后会大哭大闹，有的会搂住亲人不放等。但是并不是所有的孩子都会出现这样的行为，那是什么原因会导致某些患儿出现这样的行为呢？分离焦虑障碍的病因较多，我们主要从以下几个方面来了解形成分离焦虑障碍的原因。

一、生物学因素

遗传易感素质在起病上具有重要影响，分离焦虑障碍的发生与儿童的气质、自身个性有关。气质是婴儿出生后最早表现出来的一种较为明显而稳定的个人特征，是在任何社会文化背景中父母最先能观察到的儿童的个人特点。气质有很多种分法及类型，比如困难型儿童或迟缓型儿童，易产生情绪障碍。研究还发现，分离焦虑障碍有家庭聚集现象，有遗传史者占12%。具有焦虑特质的父母，他们的小孩从小就表现出内向、害羞、胆小，在面临新环境及不熟悉的人时，会出现回避行为，被称为行为抑制。这种气质特征往往具有先天遗传基础。具有行为抑制的先天气质的儿童与其他儿童相比，有一些特征性的神经生理学指标，包括更快的基础心率、更低的心率变异度、更高的尿儿茶酚胺水平、更高的喉部和声带紧张度等。一项关于行为抑制儿童的3年随访研究发现，此类儿童患分离焦虑障碍的概率明显增加。

二、心理与社会因素

父母因素和不良的教育方式，对儿童过度保护或过分严格苛求、态度粗暴等都可能使儿童发生情绪障碍。家长的教养方式是儿童入园适应快慢的重要因素，成人与儿童的关系起着很重要的作用。对儿童的过分呵护、娇惯溺爱，使儿童依赖性增强，对父母过于依恋。在生活中对儿童的过分呵护、娇惯溺爱，使儿童的独立性变差、生活技能缺失和自理能力差，一旦要走出家门离开父母亲人，便不知如何应对，这是产生儿童分离焦虑障碍的主要原因。实践证明，父母平时不娇惯孩子，注重培养孩子的独立能力，鼓励孩子探索新环境，与新伙伴一起玩，这样养育的孩子入园的适应期就较短，情绪问题也较少。而那些溺爱、一切包办代替的家庭中养育的孩子入园后则需要较长的适应期。甚至有一些孩子由于环境的巨大差异和转折而出现情绪和生理上的问题。如有的孩子因过分哭闹和情绪不安，出现夜惊、梦魇或者腹泻、生病等问题。朋友多的孩子，分离焦虑的现象较轻。在大家庭中长大的孩子，日常接触的人多，容易对别人产生信任，依恋的对象广泛，分离焦虑较轻。反之，在小家庭中长大的孩子，如果亲友走动少，每天只和爸爸妈妈在一起，和外界接触少，就容易认生，对爸爸妈妈往往产生强烈的依恋。患有分离焦虑的孩子平时一直与父母在一起，特别是妈妈对孩子的过分保护和照顾也会使孩子养成胆小、害羞、依赖感强的毛病。一旦与妈妈突然分离，孩子的分离焦虑现象避免不了。

幼年时期遭受精神创伤，导致深刻的情感体验也是常见的致病因素。躯体疾病或过度紧张疲劳，学习负担过重对孩子的发病情况均有影响。

三、环境因素

环境的变化会给孩子带来诸多的不安和紧张，当孩子从家庭迈入幼儿园时，周围环境有了巨大的改变，这个时期被称为"心理断乳期"。分离焦虑障碍与孩子生活环境的改变和孩子对生活环境的适应能力有关。有的孩子在上幼儿园前还是饭来张口，衣来伸手，当他到了幼儿园的陌生环境中以后，他会本能地产生不安全感与不适应感，因此容易产生焦虑情绪。入园前，孩子不能独立用餐，盥洗时不能独立整理衣裤等；入园后，没有家长细致及时的照顾，孩子难以完成自己的事情，需要等待或寻求老师的帮助。此时，孩子往往会受到情绪上的困扰，激发或增强分离焦虑。在学校得不到宣泄，回家后才能把满腹的紧张情绪尽情宣泄出来。照料人的改变也会让孩子产生分离焦虑，新照料人和孩子关系亲密，孩子容易适应分离。如果孩子一直是爸爸妈妈自己带，妈妈上班了，将孩子托付给陌生人（比如保姆或老师）照料，孩子往往容易产生严重的分离焦虑。

在入园之初，有些幼儿可能不习惯固定化的生活制度。此外，幼儿园的饮食和饮水也和家中不同。一些幼儿在家中养成了挑食、偏食等不良的饮食习惯，到幼儿园后不愿意进食一些食物。幼儿入园之初，见到的教师和小伙伴是陌生的面孔，所处的环境也是陌生的，这都容易使幼儿产生不安全感。因此一些幼儿在入园之初会感到不知所措。当幼儿初次踏入活动室时，活动室的环境对他来讲是完全陌生和新鲜的。无论是桌椅的摆放，还是盥洗室的设备等都与家中不同。这在使幼儿感到好奇和新鲜感的同时，也会引起他的恐慌和不安。在幼儿园中教师要求幼儿具备一定的独立和自理能力，包括自己吃饭、自己穿脱衣裤、自己上床睡觉、能控制大小便、遵守一定的规则等。这些要求的提高都可能使幼儿感到一种挑战和压力。

综上所述，儿童分离焦虑发生的原因复杂，是众多因素相互作用的结果。前面的研讨从不同侧面分别揭示了影响儿童分离焦虑发生的一个或几个因素，至于每一位个体是否会发生分离焦虑障碍，还要看个体独特的生活环境、遗传影响和个体主动应对遗传因素和环境变化的能力。

【中医的观点】

本病的发生是由于情志所伤，五脏气血阴阳不和，脑神不利所致。中医认为日常七种常见的情绪与五脏密切相关，即喜与心、怒与肝、思与脾、忧悲与肺、恐惊与肾一一相对应，七情波动能影响人的阴阳气血平衡和运行。儿童的脏腑娇嫩，"成而未全，全而未壮"，五脏功能容易受到过激情绪的影响，其中尤以心、肝、肾、胆等脏腑为甚。

《灵枢·侠客》篇："心者，五脏六腑之大主，精神之所舍也。"明确指出了心神具有主持生理机能与心理活动的双重功能，"心伤则神去，神去则死矣。"所以心若发生疾病对情志的影响会非常明显。所欲不遂，精神紧张，家庭不睦，遭遇不幸，忧愁悲哀等精神因素，损伤心气、心阴、心血，使心失所养而发生一系列病变。若损伤心气，则心气不足，表现为心悸胆怯，气短，自汗；心阴亏虚，则心火亢盛，表现为心烦，低热，面色潮红，脉细数；心血不足则心神不宁，多思善虑，头晕神疲，倦怠易惊；心失所养，心神失守，可扰及脑神，以致精神惑乱，则见悲伤哭泣，哭笑无常。

胆者中正之官，谋虑出焉。心者君主之官，神明出焉。二者主神志决断，思谋评定。若本属心胆气弱体质，患者多心揉寡断，思虑善忧，遇小事即忧愁不解，善惊易怯。再遇惊恐悲虑等不良刺激，心胆阳气更虚，心气不足，致使心神失养，则致情绪低落、心悸、胆怯、失眠。胆气不充而致中府不守，谋虑决断之力不足，故恐惧、惶惶不安、难以决断。谋虑决断之官难司其职，患者无法正确评判自身及所处环境，故可见自卑绝望。气虚而水津留滞，可化为痰湿内结，故可见易烦、咽中异物感。倦怠，面色㿠白，舌质淡，苔薄白，脉沉细或细而无力皆为心胆气虚之象。

忧思郁怒，愤懑恼怒等精神因素，均可以使肝脏疏泄不及，肝失条达，气机不畅，致肝气郁结，而成气郁。因气为血帅，气行则血行，气滞则血瘀，气郁日久，影响及血，使血液运行不畅而形成血瘀。若素体阳盛，嗜烟酒及辛辣食物，或误诊误治，过用热药，形成肝经郁热或因气郁日久化火，皆可形成火郁。郁火耗伤阴血，则可导致肝阴不足，肝阳上亢，脉络失养。津随气行，气机不畅，失于疏泄，津液运行不畅，停聚于脏腑、经络，化为水湿，或肝郁犯脾，脾失健运，不能运化水湿，亦可导致水湿内停，形成湿郁。水湿凝聚成痰，则形成痰郁。如肝火与水湿搏结，化为湿热，蕴结肝胆，则形成肝胆湿热之证。气、血、痰、湿、火皆可上扰脑神，而生诸多情志症状。

肾在志为恐，惊则气乱，恐则气下。素体肾精不足者，长期紧张担忧，忧虑不解，或经历惊吓恐惧，致使肾精受损，久病及肾，亦可导致肾精亏虚。肾主骨生髓，上充于脑，而脑髓为脑神存在的物质基础，故肾精亏虚则脑神失养，出现情绪低落，悲观失望，兴趣索然，疏懒退缩，意志减退等脑神机能低下之症状。而肝肾同源，肾精亏虚，则水不涵木，肝失所养，疏泄机能低下，气机不畅，而致肝气郁结。从而形成因虚而致实之肾虚肝郁证候，多以情绪低落、悲观失望与烦躁易怒并见为主要表现，在临床亦不少见。

本病以情志改变为主要症状，临床中发病的因素往往是多方面的。环境家庭因素，巨大的生活变故，遗传因素，先天体质及后天疾病或情志损伤等等，导致脏腑阴阳失衡，功能失调而致病。可能病位不只是一个脏腑，病性也不仅仅是虚证，也可伴有食郁、痰郁、火郁、血郁等实证。所以我们对本病的发病原因的探究、思考不能过于片面，而应该有整体观念，全面考量。

第四节　分离焦虑障碍对患儿的影响

一、对人际交往的影响

分离焦虑的出现，与孩子的不安全感有关，会影响孩子的行为能力，降低孩子的智力活动能力，影响孩子的社会适应能力和人际交往能力，不愿与人交流。

二、对学业的影响

分离焦虑障碍可影响患儿的注意力，上课时注意力分散，影响学习能力与效率，导致患儿学习成绩下降。

三、其他影响

分离焦虑障碍对孩子的身心都有很大的影响，焦虑会引起孩子生理上的应激反应，长时间焦虑，容易使孩子的抵抗力下降。刚入园的孩子常常很容易感冒、发烧、肚子疼等等。由于焦虑中的孩子会把所有的注意力放在寻找亲人上，有时他们甚至表现出不吃、不喝、不玩，其他活动自然也进入不了他们的视线了。患有分离焦虑障碍的小学生常常对新的环境产生恐惧感，并伴有躯体不适症状。为了避免分离，他们常会烦躁、哭泣、叫喊，甚至威胁父母如果离开就自杀（虽然自杀很少发生）。

第五节　分离焦虑障碍的识别与诊断

一、筛查与评估

我们如何识别分离焦虑患儿呢？当婴幼儿与自己的亲人，特别是母亲分离时，会出现明显的恐惧、不安、害怕，对家庭和亲人的怀念，不愿和他们分开，怕离开他们会出什么可怕的事，总要求和亲人待在一起，害怕独自留在家中，怕单独睡觉等。以上情况往往是正常儿童也会有的心理活动，紧张焦虑在儿童中是极普遍的现象，是一种正常反应，特别是当儿童与父母分离时，一过性的紧张焦虑非常普遍。所以，如果不是非常严重、持久，以至于严重损伤其社会功能的过度紧张和焦虑，不要轻易诊断为病态。但当对离别的恐惧构成焦虑的主要成分，并且持续相当一段时期不能改善，社会功能受到严重影响时，应考虑诊断为分离焦虑障碍，并且需由少儿心理专科医生做出诊断。

对分离焦虑障碍的评估包括收集个体分离焦虑的发生史、症状、有关的紧张性刺激、药物治疗史、家族精神病史、社会生活事件、外伤史等项目。另外，需格外注意个体的气质类型和精神状态和一些意味着焦虑症状的行为，比如是否坐立不安、咬指甲、防止目光接触、说话的声音很小等。此外，还可以寻找其他行为，比如拒绝去学校（有75％的分离焦虑小朋友是拒绝上学的）、就寝问题（包括与分离有关的噩梦、没有家长在场就拒绝睡觉等）和某种躯体症状（胃痛、头痛、恶心、眩晕、感觉虚弱等）。当然，在确诊之前还要做医学检查以排除与焦虑相似的症状，如血糖过低、甲状腺功能亢进、中枢神经系统障碍和药物反应等。同时还可以采用一些结构化的诊断量表和工具，在诊断分离焦虑时要多途径收集信息，不能仅凭单一信息盲目判断。

二、诊断与诊断标准

《精神疾病诊断与统计手册》第5版（DSM-5）中关于分离焦虑障碍的诊断标准如下：

A. 个体与其依恋对象离别时，会产生与其发育阶段不相称的、过度的害怕或焦虑，至少符合以下表现中的3种：

1. 当预期或经历与家庭或与主要依恋对象离别时，产生反复的、过度的痛苦。

2. 持续性和过度地担心会失去主要依恋对象，或担心他们可能受到诸如疾病、受伤、灾难或死亡的伤害。

3. 持续地、过度地担心会经历导致与主要依恋对象离别的不幸事件（比如走失、被绑架、事故、生病）。

4. 因害怕离别，持续表现不愿或拒绝出门、离开家、去上学、去工作或去其他地方。

5. 持续性和过度地害怕或不愿独处或不愿在家或其他场所与主要依恋对象不在一起。

6. 持续性地不愿或拒绝在家以外的地方睡觉或不愿在家或其主要依恋对象不在身边时睡觉。

7. 反复做内容与离别有关的噩梦。

8. 当与主要依恋对象离别或预期离别时，反复地抱怨躯体性症状（比如头疼、胃疼、恶心、呕吐）。

B. 这种害怕、焦虑或回避是持续性的，儿童和青少年至少持续4周，成人则至少持续6个月。

C. 这种障碍引起有临床意义的痛苦，或导致社交、学业、职业或其他重要功能方面的损害。

D. 这种障碍不能用其他精神障碍来更好地解释，比如孤独症（自闭症）谱系障碍中的因不愿过度改变而导致拒绝离家，精神病性障碍中的因妄想或幻觉而忧虑分别，广场恐惧症中的因没有同伴陪伴出行而拒绝出门，广泛性焦虑障碍中的担心疾病或伤害会降临到其他重要的人身上，以及疾病焦虑障碍中的担心会患病。

三、鉴别诊断

分离焦虑障碍应与广泛性障碍、惊恐障碍、广场恐怖症、品行障碍、社交焦虑障碍、创伤后应激障碍、疾病焦虑障碍等进行鉴别。但分离焦虑障碍患儿与广泛性焦虑障碍、特定恐怖症共患病的概率很高。

第六节 怎样治疗分离焦虑障碍

一、治疗原则

对于分离焦虑的治疗需要综合运用多种方法，比如患儿家庭的心理教育、学校咨询和干预、药物疗法、认知行为疗法和交感互动疗法等。对婴幼儿和学龄前儿童来说，改善家长与孩子之间的交往模式至关重要。综合性治疗包括对孩子和家长进行疾病教育、认知治疗、精神分析治疗、家庭治疗和药物治疗。

先以心理治疗为主，当这些方法都不能奏效的情况下，我们可以考虑使用某些抗焦虑药物帮助治疗，也会有一定的效果。

二、治疗方案

根据患儿发病的有关因素和症状的特征可采取不同的治疗手段，当然采取综合的措施效果会更好。

（一）心理治疗

1. 一般心理治疗

一般心理治疗可采用支持性心理治疗，比如耐心地听患儿诉说，对患儿的痛苦适当地表示同情，消除他们的顾虑，以帮助控制他们感到不安全和失败的心情；也要帮助患儿消除各种不利因素，比如对于适应环境困难或适应较慢的儿童，要给他们有足够长的时间去适应，并且要防止太频繁的环境改变。另外，要帮助有焦虑倾向的父母认识到本身的个性弱点可能会对患儿产生不良的影响，要想治好患儿必须先要治好家庭的其他成员。

2. 家庭治疗

家庭治疗是以家庭为对象实施的团体心理治疗模式，其目标是协助家庭消除异常、病态的情况，以执行健康的家庭功能。家庭治疗的特点是不着重于家庭成员个人的内在心理构造与状态的分析，而是将焦点放在家庭成员的互动与关系上；从家庭系统角度去解释个人的行为与问题；个人的改变有赖于家庭整体的改变。

3. 沙盘游戏治疗

该疗法是在治疗师的陪伴下，让来访者从摆放各种微缩模具（玩具）的架子上，自由挑选小模具，摆放在盛有细沙的特制的容器（沙盘）里，创造出一些场景，然后由治疗师运用荣格的"心象"理论去分析来访者的作品。沙盘游戏治疗以心理分析之无意识理论为基础，注重共情与感应，在"沙盘"中发挥原型和象征性的作用,实现心理分析与心理治疗的综合效果。

(二)药物治疗

以抗焦虑药物为主,苯二氮卓类药物疗效较为理想,其副反应较少,较易为患儿和家长所接受,但易被滥用,所以应在专业机构和儿童精神科专业医师指导下短期使用。常用的抗焦虑药物有地西泮、奥沙西泮、阿普唑仑、劳拉西泮等。抗抑郁剂对治疗焦虑障碍同样有效,症状一般会在用药4~6周后消退。常用的为5-羟色胺再摄取抑制剂,比如舍曲林等。5-羟色胺再摄取抑制剂毒副作用较小,心血管和抗胆碱副作用轻微,其副作用主要包括恶心、腹泻、失眠,多数副作用持续时间短。还有β受体阻滞剂,最常用的为普萘洛尔。

(三)其他治疗

1. 曼陀罗绘画治疗

曼陀罗绘画治疗的原理是心理分析荣格学派的自性理论,自性具有保护性、凝聚性、整合性、咨询性和超越性的特性,通过绘画能够激发出绘画者的自性原型,从而获得治疗的作用。曼陀罗绘画具有表达和转化情绪的作用,有助于减少焦虑,原因是曼陀罗绘画通过凝聚及整合功能,可以增强绘画者内心的秩序感,从而减少弥散性焦虑的程度。曼陀罗具有优化情绪的效果,绘制曼陀罗后的情绪体验较为积极。

2. 重复经颅磁刺激技术

该技术是一种无痛、无创的绿色治疗方法,磁信号可以无衰减地透过颅骨而刺激大脑神经,主要是通过改变刺激频率而分别达到兴奋或抑制局部大脑皮质功能的目的,通过双向调节大脑兴奋与抑制功能之间的平衡来治疗疾病。对于不同患者的大脑功能状况,需用不同的强度、频率、刺激部位、线圈方向来调整,才能取得良好的治疗效果。

3.脑电生物反馈

脑电生物反馈是行为疗法的一种，可在年长患儿中进行，年幼患儿对松弛及生物反馈疗法的理解及自我调节有困难，不易进行。但可建议家长带领患儿多做户外活动，适当的体育锻炼及游戏活动对疾病的恢复无疑是有益的。

（四）中医治疗

本病的病位主要在脑，涉及肝、肾、心、脾诸脏，不同证型各有侧重。治疗时应辨明脏腑，调理脏腑阴阳气血以安神、养神，方收全效。如见情绪不稳，遇事闷闷不乐，默默不语，或烦躁易怒，易激惹或常喜叹息，则主要涉及肝；多思善虑，常愁眉苦脸，郁郁不乐，甚至不思饮食，神疲乏力，则主要涉及脾；心悸胆怯，惶惶不可终日，或者心中烦乱，坐卧不宁，夜不成寐，食不甘味，稍有紧张，则坐立不安，则主要涉及心；久病及肾，或素体肾精不足，产生肾精亏虚证候者，出现情绪低落，悲观失望，兴趣索然，疏懒退缩，意志减退，神思恍惚，反应迟钝，行为迟滞等脑神机能低下之症状，则主要涉及肾。辨证的关键是病位在哪一脏，病性是虚还是实，抓住问题的根本来辨证处方。

1.辨证治疗

（1）心虚胆怯证

治法： 益气安神。

主方： 定志汤加减。

常用药： 党参、茯苓、石菖蒲、远志、龙骨、酸枣仁、合欢皮、陈皮、炙甘草。

（2）心血不足证

治法： 补益心血，定惊止悸。

主方： 珍珠母丸加减。

常用药： 当归、熟地黄、党参、酸枣仁、柏子仁、珍珠母、茯苓、生龙骨。

（3）肝肾阴虚证

治法： 滋水涵木，清热疏肝。

主方：滋水清肝饮加减。

常用药：生地黄、熟地黄、茯苓、芍药、山药、山茱萸、当归、柴胡、丹皮、泽泻、炒栀子、大枣。

（4）肝郁化火证

治法：清肝泻火，安神解郁。

主方：龙胆泻肝汤加减。

常用药：龙胆草、黄芩、栀子、当归、生地黄、柴胡、泽泻、合欢皮、生石决明、酸枣仁、生甘草。

（5）痰火扰心证

治法：祛痰开窍，养心安神。

主方：十味温胆汤加减。

常用药：茯苓、生地黄、酸枣仁、半夏、陈皮、枳实、远志、石菖蒲、甘草、鲜竹沥（冲）。

2. 中成药

（1）**归脾丸**　用于心血不足证。

（2）**六味地黄丸**　用于肝肾阴虚证。

（3）**龙牡壮骨颗粒**　用于心虚胆怯证。

（4）**孔圣枕中丹**　用于肝肾阴虚证。

（5）**礞石滚痰丸**　用于痰火扰心证。

3. 针灸治疗

（1）**体针**

取神门、内关、足三里、心俞、脾俞、太冲。

（2）**耳穴**

取神门、心、肾、皮质下、肝等耳穴，以胶布粘王不留行籽按压于穴位上。按压刺激，每周2次，左右耳交替，每日按压不少于3次，每次半分至1分钟，15次为1个疗程，每次3个疗程，疗程间休息2周。

4. 推拿治疗

（1）取小指末节罗纹面、示（食）指末节罗纹面。医生用拇指分别由指根向指尖方向，直推小指罗纹面，由指尖向指根方向直推食指罗纹面。反复100~500次。通过补肾经、清肝经来治疗，此法适用于肝郁化火者。

（2）取拇指末节罗纹面、中指末节罗纹面。医生用拇指向掌根方向直推拇指末节罗纹面，旋推中指末节罗纹面。此法对心虚胆怯者有一定疗效。

（3）取手掌面，以掌心为圆心，以圆心至中指根横纹的2/3处为半径作圆周。然后医生以拇指沿上面的部位顺时针方向作弧形或环形推动。此法用于湿热内蕴、痰火扰心者。

第七节　家庭康复要点

一、家庭健康教育

分离焦虑障碍多发生于未成年的儿童，对儿童的身心健康造成了严重的影响，因此处置分离焦虑障碍刻不容缓。下面是一些处理分离焦虑的方法，希望对家长有所帮助。

（一）家长认真、耐心地倾听

家长面对患儿的表现需要控制好自己的情绪，不要被孩子的坏情绪卷进去，重要的是要倾听他们的诉说；对于孩子在焦虑时表现出来的担心和痛苦要表示理解和同情，并给予他们更多的关怀，舒缓他们的紧张情绪，消除他们的内心顾虑；以孩子可以理解的语言向他们解释焦虑产生的原因，教会他们在遇到困难时应如何去面对，鼓励他们独立、客观地迎接成长过程中出现的必然变化。

（二）降低亲子依恋强度，培养孩子的自理能力

因为孩子将父母作为自己安全的港湾，所有的事情都依靠父母来完成，所以在父母离开时便会产生这种分离焦虑，因而降低亲子依恋程度，是家庭康复过程中首先要考虑的事情。在生活中要适当地放手，让孩子做自己能做的事，使其感受到成就感，知道自己能独立完成，自己是可以的。

3岁以前是培养孩子的性格、交往能力和自理能力最重要的阶段。重点培养孩子良好的生活习惯、与人交往的能力，以及良好的性格。一旦孩子能够适应并喜欢学校生活，他将会成为一个开朗、活泼、自信的孩子。

（三）积极的引导，用关爱化解孩子的不良心理

在孩子入园之前要让孩子知道幼儿园是个有趣的地方。首先要让孩子在心理上不排斥老师，这样老师才可以接近孩子并加以引导。同时帮助孩子放低对老师的排斥心理。家长要多跟老师交流，让老师了解幼儿的个性特征和行为习惯，以便老师对不同的孩子采用不同的方法，并给予应当的尊重和接纳。孩子哭闹时，家长不要批评或教训，最好的办法就是，当什么都没听见，并采取快乐的态度和孩子说话，分散孩子的注意。

（四）家园配合，加强小班幼儿入园的准备工作

师幼关系和班级气氛会对幼儿心理产生重大的影响，其中最关键的就是教师跟家长之间的配合。在孩子入园前，父母可有意识地多带孩子到幼儿园来，熟悉幼儿园周围的环境和幼儿园教师；入园后，家长要充分和老师沟通患儿的病情，请老师主动、热情地接待新入园的孩子，抱一抱，亲一亲，摸一摸，让患儿感到温暖、安全。总之，教师要用一颗爱心去温暖孩子的心，在生活上关心照顾他们，在精神上支持帮助他们，使他们感到老师像妈妈一样可亲可爱。

此外，家庭要与幼儿园进行密切地联系，以便幼儿园能够了解幼儿的个性和生活习惯，从而帮助老师对幼儿进行正确指导。作为家长应主动配合幼儿

园，改变幼儿在家庭生活中的随意性，制定与幼儿园相仿的作息时间制度，培养幼儿良好的生活卫生习惯，提高幼儿的人际交往技能等，使幼儿更适应幼儿园生活，缓解幼儿的分离焦虑。

（五）形成新的依恋关系

分离焦虑主要是孩子失去了所依恋的人，出现了不安全感。要让孩子不产生焦虑，适应父母不在场的环境，就要让孩子与老师建立新的依恋关系。家长平时要多向孩子多夸奖老师的和气、善良；告诉孩子老师会讲很多故事，会唱歌，会带他们做游戏；在送孩子入园和接孩子回家时，可以刻意地在孩子面前与老师友好地交流，让孩子觉得老师是爸爸妈妈的好朋友。当小班孩子跨入幼儿园之后，教师要尽量多与孩子进行情感交流，用充满爱意的拥抱、抚摸和细致及时的关心、照顾，来赢得幼儿的信任，尽快与孩子建立起新的稳定的依恋关系。

（六）针对幼儿的个性特点区别对待，注意孩子生活技能的培养

既然每个幼儿的个性特点和所受的教育与环境各异，以至于他们的分离焦虑之表现也各不相同，那么，我们也应该根据幼儿各自的特点对症下药。焦虑的产生有时还因为孩子的生活能力差，在幼儿园需要自己动手的事情不会做。幼儿的哭闹就与生活技能的缺乏有关系，尤其是在吃饭和睡觉的时候，自然也就想起妈妈了。通过对这些基本生活技能的学习和掌握，孩子会逐步提高自信心，对消除焦虑感有一定帮助。同时，鼓励孩子尝试在集体中帮助他人，会让孩子有成就感，认识小伙伴，促进人际交往，并更快地对集体产生认同感，喜欢上集体生活。

（七）设计丰富多彩的游戏活动，增强幼儿园的吸引力

游戏是幼儿的天性，是最独特、最基本的活动形式，在幼儿生活中确实具有极其重要的意义。它与机能的快感相联系，可缓解紧张状态，给孩子们带来巨大的快乐。因此，开学初，教师可设计一些新颖的、有趣的游戏活动。这不

仅能消除幼儿相互之间或者与教师之间的陌生感和恐惧感，缓解幼儿的分离焦虑情绪，而且还可以使幼儿对新环境产生新鲜感，这种方法对情绪波动型的孩子最为有效。

二、家庭调护要点（中医）

（一）药膳治疗

下面为家长介绍几种方便易学的食疗方，帮助家长为孩子们调理身体。

百合粥

原料： 百合30 g，糯米50 g，冰糖适量。

做法： 将百合剥皮、去须、切碎（或干百合粉20 g），与洗净的糯米同入砂锅中，加适量水，煮至米烂汤稠，加入冰糖即可。温热服用。

功效： 宁心安神，润肺止咳。适用于心虚胆怯证者。

柏子仁粥

原料： 柏子仁15 g，粳米100 g，蜂蜜适量。

做法： 将柏子仁去净皮、壳、杂质，捣烂，同粳米一起放入锅内，加水适量，用慢火煮至粥稠时，加入蜂蜜，搅拌均匀即可食用。温热服用。

功效： 养心安神。适用于心血亏虚证者。

酸枣仁粥

原料： 酸枣仁10 g，熟地10 g，粳米100 g。

做法： 将酸枣仁置炒锅内，用文火炒至外皮鼓起并呈微黄色，取出，放凉，捣碎，与熟地共煎，去渣，取汁待用；将粳米淘洗干净，加水适量，煮至粥稠时，加入药汁，再煮3~5分钟即可食用。温热服用。

功效： 养心安神。适用于心血亏虚证者。

磁石粥

原料： 磁石30 g，粳米100 g，生姜、大葱各适量（或加猪腰子，去内膜，洗净切细）。

做法： 先将磁石捣碎，于砂锅内煮1小时，滤汁去渣，再加入粳米（或加少量猪腰子）、生姜、大葱，同煮为粥。供晚餐，温热服用。

功效： 重镇安神。适用于心神不安证者。

夏枯草煲猪肉

原料： 夏枯草20 g，猪瘦肉50 g，食盐、味精各适量。

做法： 将猪肉切薄片，夏枯草装纱布袋中、扎口，同放入砂锅内，加水适量，文火炖至肉熟烂，弃药袋，加食盐、味精调味即成。每次1剂，佐餐食肉饮汤。

功效： 平肝清热，疏肝解郁。适用于肝郁化火证者。

益寿鸽蛋汤

原料： 枸杞子10 g，龙眼肉10 g，制黄精10 g，鸽蛋4枚，冰糖30 g。

做法： 枸杞子洗净，龙眼肉、制黄精分别洗净，切碎，冰糖打碎待用。锅中注入清水约750 mL，加入以上3味药物同煮。待煮沸15分钟后，再将鸽蛋打入锅内，冰糖碎块同时下锅，煮至蛋熟即成。每日服1剂，连服7日。

功效： 滋补肝肾，益阴养血。适用于肝肾阴虚证者。

淮山芝麻糊

原料： 淮山药15 g，黑芝麻120 g，粳米60 g，鲜牛奶200 g，冰糖120 g，玫瑰糖6 g。

做法： 粳米淘净，水泡1小时，捞出沥干，文火炒香；山药洗净，切成小颗粒；黑芝麻洗净沥干，炒香。三物同入盆中，加入牛奶、清水调匀，磨细，滤去细茸，取浆液待用。另取锅加入清水、冰糖，烧沸溶化，用纱布滤净，糖汁放入锅内再次烧沸后，将粳米、山药、芝麻浆慢慢倒入锅内，不断搅动，加入玫瑰糖搅拌成糊状，熟后起锅。早晚各服1小碗。

功效： 滋补肝肾。适用于肝肾阴虚证者。

竹笋荸荠饮

原料：竹笋15 g，荸荠9 g，红糖适量。

做法：竹笋洗净切段，荸荠削皮洗净，入锅加清水文火慢炖，取汤汁服用，每日一次。

功效：清热化湿，宁心安神。用于湿热内蕴、痰火扰心证。

石菖蒲拌猪心

原料：猪心半个，石菖蒲10 g，陈皮2 g，料酒、盐、味精、姜片等。

做法：猪心洗净，去内筋脉，挤干净血水，切成小块；石菖蒲、陈皮洗净，同猪心放入炖盅内，加开水适量，调好料酒、盐、味精、姜片等，炖盅加盖，置于大锅中，用文火炖4小时，即可食用。

功效：化浊开窍，宁心安神。用于痰火内扰证。

（二）五音体感音乐治疗

《史记乐书》云："音乐者，所以动荡血脉、流通精神而和正心也。"古代的乐理、医理均建立在中国哲学阴阳五行的基础之上，古人将五音形成的不同意象与五行相配属，形象地描述了徵音躁急动悸像火的特性，羽音悠远像水的特性，宫音浑厚温和像土的特性，商音凄切悲怆像金的特性，角音清脆激扬像木的特性，从而在这些观念不同的事物之间，建立了一种抽象的联系。中医学引用五行学说通过取象比类等方法将人体结构和自然现象相配属，借以说明人与自然界的统一性，说明人体的生理活动及病理演变，并指导医疗实践。

中国古代就有五音疗疾的记载。五音——角、徵、宫、商、羽，对应五行——木、火、土、金、水，内应人体五脏——肝、心、脾、肺、肾，体现人的五志——怒、喜、思、忧、恐，可见五音与人体的联系密切。五行音乐对脏腑及情志的作用归纳为：角调乐曲，可以疏肝利胆、保肝养目、平和血压、清血质、增强精神、安神、治失眠；徵调乐曲，能调理神志、疏导血脉、平稳血压、疏通小肠、祛毒疗伤；宫调乐曲，有养脾健胃、补肺利肾、泻心火作用；

商调乐曲，能帮助扩充肺腑，加大肺活量、养阴保肺、补肾利肝、泻脾胃虚火；羽调乐曲，能保肾藏精、强壮肾功能、疏导下腹泄毒、平衡免疫系统。

所以，家长朋友们可以适当地选择音乐疗法来平复孩子焦虑的状态。下面依据证型的不同，向大家推荐一些音乐治疗曲目。曲目选择可以随孩子喜好而调整为同音阶的其他乐曲。

1. 心气心血亏虚者

属心的音阶：徵音，相当于简谱中的"5"。徵调式乐曲热烈欢快，活泼轻松，构成层次分明，性情欢畅的气氛，具有"火"之特性，可入心。

最佳曲目：《紫竹调》。心气需要平和，这首曲子运用属于火的徵音和属于水的羽音配合很独特，补水可以使心火不至于过旺，补火又可使水气不至于过凉，利于心脏功能运转。

2. 肝阴虚肝郁者

属肝的音阶：角音，相当于简谱中的"3"。角调式乐曲有大地回春，万物萌生，生机盎然的旋律，曲调亲切爽朗，有"木"之特性，可入肝。

最佳曲目：《胡笳十八拍》。肝顺需要木气练达，这首曲子中属于金的商音元素稍重，刚好可以克制体内过多的木气，同时曲中婉转地配上了较为合适的属于水的羽音，水又可以很好地滋养木气，使之柔软、顺畅。

3. 肾阴虚者

属肺的音阶：羽音，相当于简谱中的"6"。羽调式乐曲风格清纯，凄切哀怨，苍凉柔润，如天垂晶幕，行云流水，具有"水"之特性，可入肾。

最佳曲目：《梅花三弄》。肾气需要蕴藏，这首曲子中舒缓合宜的五音搭配，不经意间运用了五行互生的原理，反复地、逐一地将产生的能量源源不断输送到肾中。一曲听罢，神清气爽，倍感轻松。

第八节　如何预防分离焦虑障碍

一般来讲，内向的小孩子容易出现分离焦虑，他们不合群，喜欢一个人独来独往，不能适应集体生活，有时候还会向小朋友们大发脾气。其实，像这种情况是可以预防的，那么如何预防分离焦虑障碍呢？

一、扩大孩子的接触面

要让孩子从小习惯多人养育，而不是依赖一个养育者，让孩子尽量多接触家庭以外的小朋友和大人，要让孩子拥有多个一起玩的小伙伴。要培养孩子与陌生人打招呼的习惯，以克服孩子在陌生的环境里胆小、怕生、怕人多等弱点。从小就要培养孩子的兴趣，经常观察孩子喜爱什么样的玩具，愿意玩什么样的小游戏。即便爸爸、妈妈走了，也可以通过这些玩具或游戏来寄托情感。比如有的孩子爱看动画片，这样不仅可以让孩子心情愉悦，而且更容易找到心理寄托。

二、培养孩子的生活自理能力与合群能力

家庭是孩子最重要的成长场所，尽管父母爱子心切，但千万不要溺爱，对孩子的爱要有利于孩子的成长。让孩子尽快学习自己吃饭、自己上洗手间、自己穿脱衣裤鞋子，孩子掌握了这些最基本的生活技能，在集体生活中就能增强自信心，从而减轻入园时的分离焦虑感。要注意从小培养孩子的生活自理能力，比如吃饭、穿衣、洗手、自己大小便等。妈妈要注意避免事事包办、处处代劳，不要让孩子养成对母亲过分依赖的习惯，否则孩子一旦进入托儿所或幼儿园，就很难适应集体生活。在与孩子分别前记得要说"再见"，对于孩子而

言，这个简单词语代表的是"信任"。即使孩子还很小，不懂得再见的含义，但是也要求家长说完后再离开。一旦与孩子培养出"信任"，你完全可以放心地离开。在离开的时候可以抱抱或亲亲孩子的小脸，当孩子以后习惯这种方式之后，就会知道此时家人要离开，孩子就会安心地玩。

当小朋友来家里玩时，爸爸妈妈要鼓励自己的孩子把玩具拿出来和其他孩子分享，以培养孩子合群和与人相处的能力。这样孩子进入托儿所或幼儿园时，就能与其他小朋友融洽相处，减少或避免分离焦虑的发生。

三、做好入托前的准备工作

在孩子进入托儿所或幼儿园之前，爸爸妈妈应经常给孩子讲托儿所或幼儿园的生活。告诉孩子那里有许多小朋友，大家在一起做游戏会非常开心。也可以提前带孩子到托儿所或幼儿园参观，给孩子一个适应的过程，而不是到了入园时生硬地把孩子推进托儿所或幼儿园，家长自己一走了之。

当孩子准备入园时，家长可以提前了解幼儿园的作息时间和生活规律，并利用入园前的一两个月的时间，有计划、有步骤地对孩子的生活节律进行调整，尽量让孩子按照幼儿园一日的生活时间来安排作息。如果孩子入园后，在幼儿园的生活作息时间和家里基本相同或相差不大，孩子也会比较容易适应幼儿园的生活。在孩子进托儿所或幼儿园的头几天，家长可以陪同孩子在托儿所或幼儿园里玩一玩，随着孩子与陌生的小朋友和老师熟悉、亲近起来之后，家长可以逐渐减少陪伴的时间，直到最后完全放手，切莫操之过急，以免加重焦虑。

四、创造良好的家庭环境

如果父母本身有焦虑倾向，就要认识到自己的个性弱点对孩子产生的不良影响。在家庭中创造一个良好的环境，家长首先要控制好自己的焦虑，对孩子表现得耐心、冷静是很重要的。

五、信任、理解老师，与老师建立良好的合作关系

孩子要适应幼儿园的生活，最重要的还是要尽快与老师建立稳定的依恋关系。家长对老师的信任和理解，会影响孩子对老师的态度；家长如果主动与老师沟通，帮助老师了解孩子的个性特点、生活习惯和情绪表现等，就能协助老师尽快与孩子建立稳定的依恋关系。同时，做好家园沟通，家园共同努力，帮助孩子走出分离焦虑的阴影，开始快乐的集体生活。

儿童分离焦虑障碍是儿童阶段常见而多发的一种心理障碍，父母只要做好了预防措施，家长、老师相互配合，一般都能消除孩子的焦虑情绪。

（叶海森　蒋　屏　姚小花）

第二章 选择性缄默症

第一节 什么叫选择性缄默症

想想，女孩，4岁。从进入幼儿园小班后就一言不发，不论是对老师还是同学，上课时即使想上厕所也不能对老师说出。平时不和小朋友一起玩，总是一个人安静地坐在小椅子上。集体活动时，她一动不动、不知所措，排队时不和别的小朋友牵手、做操时站在原地一动不动，甚至敬礼时也不张口、弯腰。可是在家里面情况就完全不一样，说话流利，声音洪亮，能说会跳，和父母和亲戚交谈对答如流，还主动找小朋友玩。只要带她到幼儿园，她就不言不语，特别是见了老师。起初家长觉得是孩子性格内向，在陌生的环境不适应，过一段时间就会好了，然而上了半年，仍然如此，并且在其他公共场合也显得紧张、羞怯，不与陌生人讲话，与父母讲话也变得十分小声。家长担心孩子患上了孤独症，遂来精神科就诊。患儿在诊室内表现紧张，不敢抬头看，双唇紧闭，紧偎母亲，医生提问时在母亲反复鼓励下仅稍以点头、摇头表示，主要情况由母亲提供。母亲孕期无特殊情况，出生无窒息史，生长发育正常，未发生其他躯体及其他精神症状。

这是一个典型的选择性缄默症的案例。想想在幼儿园沉默不语，在家中却说话自如，不过有陌生人在场时又显得静默。家长也曾带她到医院做智力测试，并未发现异常。孩子家里家外两个样，这让家长困惑不已，同时也很担心。

选择性缄默症指的是已获得了语言功能的儿童，在某个或某些特定场合（比如学校、有陌生人或人多的环境等）由于精神因素的影响导致患儿拒绝说话，而在其他场合言语又表现正常的一种临床综合征。本病起病年龄男孩要早于女孩，但是女孩发病率高于男孩，男女比例为1：1.2。由于公众对本病缺乏认识，所以有关选择性缄默症患儿的案例也较为少见。1994年，美国心理协会推测的临床选择性缄默症患儿不足儿童总数的1%。国外关于选择性缄默症的流行病学调查发现，选择性缄默症的发病率在0.2%~2.0%，绝大多数患儿患病持续1年以上。由于大部分患者仅被认为是性格问题而非心理障碍等原因并未被确诊，或其症状随时间自发缓解，因此，选择性缄默症的实际患病率可能更高。美国有研究报道，在一年级和二年级小学生中，选择性缄默症的患病率为7.1%。对移民人群中的儿童关于该症患病率的调查显示为22%，显著高于普通人群。我国文献中只有零星的个案报道或在综述文献中提到，目前尚无关于该病的流行病学研究。

第二节　选择性缄默症患儿的表现

一、常见症状（西医）

选择性缄默症多见于3~5岁儿童，但是由于中国人性格较为内向，儿童在开始上幼儿园或小学时不说话，常被父母认为是胆小、害羞的缘故，造成患儿不能被及时发现和医治。直到上小学以后，孩子表现为不愿回答任何问题，不愿与其他同学交谈，不参加集体活动，此时才引起老师及家长的注意。

该病的主要表现是，患儿在某一需要进行语言交流的特定环境中无法说话，但在另外一些场合则能进行正常的言语交流。最常见的缄默场合是学校或面对陌生人时。讲话的场合及对象具有明显的选择性，且受情绪制约，症状通常持续数月，甚至数年。但也有其他形式，包括与此典型表现相反的情况，比如少数患儿表现为在幼儿园里问一句说一句，回到家中却一言不发。

在这些特定情境中，患儿通常存在眼神回避，脸部淡漠或表情呆滞，动作反应小，不和他人正面接触的现象，与患儿主动对话时，患儿嘴巴紧闭或嘴巴微张但发不出声音。有的儿童在缄默的环境中表现得十分羞怯及焦虑，酝酿说话前有许多小动作，说话的声音特别小，仅用"是""不""要"等单词来表达自己的意愿和要求，并且只能回答封闭式答案的问话。有的即使不说话，但可以使用其他非语言性的方法与人交流，比如手势、点头、微笑、写字等。

约70%的患儿还有其他情绪和行为问题，比如表现为害羞，社交中行为退缩；有的患儿在家中有明显的违抗行为；少数患儿还有多动或抽动障碍、遗尿、遗粪和其他言语异常表现。由于在需要言语表达的场合不能言语，患儿不能正常参加同龄人之间的某些活动，其社会功能、学习活动会受到很大影响，比如经常被同龄人耻笑和捉弄。

二、证候辨识（中医）

（一）心虚胆怯证

默默，女孩，3岁半。失语2个月，患儿发病前1周因上呼吸道感染、腹泻在当地卫生所接受抗生素治疗（药名不详），给药途径为臀部肌内注射。患儿平素很少生病，此次是第一次打针，在接受肌内注射治疗的过程中表现很犟，家长强行将其制服才得以完成。自此以后，默默一开始只是在外言语减少，之后变成完全沉默，也不哭笑。患儿平素胆子小，容易被突然的关门声、敲门声等影响而出现惊跳，夜晚不敢独自上厕所，需睡着后方能关灯，她在家时才能与家人进行言语交流，大小便均正常，晚上睡着易惊醒，爱说梦话。查体可见鼻梁处（山根）青筋显露，舌淡苔薄白，指纹青于风关。患儿父母是小学教师，非近亲结婚，足月顺产，出生时体重为 3.5 kg，11 个月大时会说话，发病前语言能力正常。

患儿平时就心虚胆怯，易受惊吓，突然的敲门声也会让她吓一跳，这是第一次接受肌肉注射治疗，暴受惊恐，虽然十分抗拒，但最终在家属的制服下完成治疗。患儿突受惊恐，胆气更弱，所以怕黑，不敢独处；心神受扰，所以逐渐出现沉默不语的表现；心神失养，所以睡觉不安稳，爱说梦话；鼻梁处（山根）青筋显露，舌淡苔薄白，指纹青于风关都是心虚胆怯之象。

（二）肝郁气滞证

妞妞，女孩，11 岁。从小十分害羞，只愿意与家人做简单的语言沟通，除此以外的场合几乎不说一句话，这种情况已持续 7 年。患儿是单亲家庭，4 岁时，因家庭矛盾母亲突然离家，母亲离开后，患儿情绪不佳，之后出现缄默症状，只与家人有言语交流，拒绝与同学们交流。她觉得自己是单亲家庭，所以一直有悲观、自卑心理，觉得同学们都是用异样的眼光看她，拒绝与周围人谈论，就算老师点名也不回答问题，常常独自一人坐在座位上，眉头紧锁，有时与同学交流会使用点头或摇头等肢体语言回应，拒绝参加集体活动，学习成绩不理想，经常被同学嘲笑。常常神情忧虑，不自觉地叹气，有时会感到胸部满闷，胁肋胀痛，大便干稀不调。查体可见苔薄腻，脉弦。

妞妞从小就性格内向，比较害羞，平时与他人的交流偏少，而在成长过程中，她又经历母亲的离开，从而伤心不已，说话就更少了。单亲家庭、同学嘲笑、成绩不理想等因素引起了她严重的自卑心理及抑郁情绪，无法排解，于是出现肝气郁结，时常神情忧虑，自觉腹部有气体攻窜，叹气则舒；肝脏的经络走行经过两侧的胁肋，因此会出现胸部满闷，胁肋胀痛的症状；大便干稀不调，舌苔薄黄，脉弦均是肝气郁结之象。

（三）心脾两虚证

浩浩，男孩，14岁。初三学生，讲话少，甚至不讲话已有7个月了。患儿父母离异10年，一直在父亲身边上学。最近父亲要再婚，母亲及外婆家里人知道后，要求患儿去阻止父亲再婚。他觉得父亲如果再婚就给自己找了一个后妈，十分害怕再婚的后妈会夺取父亲全部的爱，与父亲"谈判"后未果，于是整日忧虑，提心吊胆，在学校里话少，甚至不语，但在熟悉的环境中讲话基本正常，比如在家里能与父母进行交流。逐渐出现心慌气短，全身倦怠乏力，甚至头晕目眩，晚上睡眠多梦，难以入睡，上课难以集中精神，面色淡黄无华，大便稀溏，舌淡苔薄，脉细。曾就诊于耳鼻喉科、神经内科，进行脑电图、头部CT、听力测试、喉镜等检查，结果均正常。

浩浩是初三学生，本身学习任务多，压力重，最近因父亲再婚事件，整日忧虑，担心爸爸娶了后妈就会不爱他了。忧虑过多则耗伤心血，致心神失养，所以夜间多梦，难以入睡，学习时精神不能集中，心慌气短；脾在志为思，思虑过度也会伤脾，使脾胃运化功能受影响，所以会出现胃口差、大便稀溏的表现；脾虚则气血生成不足，所以会全身乏力、头目眩晕；面色淡黄少华，舌淡苔薄，脉细都是心脾两虚的表现。

第三节　选择性缄默症是怎样形成的

关于选择性缄默症的病因及发病机制，医学界没有统一定论。可能涉及多个因素，包括气质因素、家庭因素、环境因素、遗传因素等。本病一般无器质性问题，目前总的倾向认为该病是由精神因素作用于某些人格特征的儿童所致。综合来看，可能有以下几点原因。

一、生物学因素

（一）遗传因素

父母童年期性格内向、父母易于出现攻击性行为、有焦虑障碍家族史及其他精神障碍的儿童患选择性缄默症的危险性较高。

（二）神经生物学因素

目前认为本病的发生无明显器质性损害基础，但也有人认为该病与患儿发育不成熟有关。

1. 虽然言语功能已经获得，但一些儿童开始说话比正常儿童要明显延迟。并且许多儿童起病后常伴有其他语言问题。

2. 部分儿童脑电图检查表现为不成熟脑电图或其他异常变化。

3. 患儿常伴有功能性遗尿、功能性遗粪等其他与生长发育有关的障碍。

二、心理与社会因素

早年有情感创伤的经历（比如遭受虐待）、父母离异、亲人死亡、危及生命的经历及频繁的家庭搬迁等，这些往往是选择性缄默症的风险因素。

这类儿童病前往往具有明显的性格特点和行为特征，比如胆小、过分害羞、退缩、社交焦虑、被动攻击、违拗等。一是孩子很敏感，去幼儿园突然打乱了他原本熟悉的生活秩序，新的生活秩序和原来的差别较大，这让他们感到恐惧和不安。另外，孩子从熟悉的环境突然到一个自己完全不熟悉的地方，他们对周围的事物没有安全感，不知道如何和周围的人相处。最后一个原因是，孩子在家被众星捧月般地呵护和照顾，最后养成过于依赖亲人的习惯，独立生活的能力差。但是到了幼儿园，孩子必须独自面对陌生环境、陌生的人，加上各种"待遇"上的差异，从而产生失落感和挫折感，通过情绪反映出来，最后出现选择性缄默现象。

三、环境因素

不信任外界陌生人、与外界语言交流困难、父母很少给儿童创造练习说话的机会，是部分患儿家庭的典型特征。有些儿童就是在家庭环境的变迁或一次明显的精神刺激后发病。

【中医的观点】

中医对本病没有缄默症的病名记载，但本病可归为中医"七情致病"的范畴。主要病因是患儿先天禀赋不足，平素心胆虚怯，遭遇情志刺激过久，自己不能调节，导致情志失调，病变涉及心、胆、肝、脾等脏腑。

"胆者，中正之官，决断出焉。"中医认为，胆腑的这一功能在防御和消除某些精神刺激的不良影响中有着重要作用。胆气豪壮之人，自我调节能力强，精神刺激对其所造成的影响小，胆气虚怯之人，在受到不良刺激时，易出现胆怯易惊，心情忧郁，甚至精神崩溃。心藏神，主神志，《灵枢·邪客》中说："所以任物者谓之心"。心除了有统帅全身脏腑经络的生理功能外，还主司意识、思维、情志等精神活动，心神宁则人得安。肝主疏泄，能够调畅情志，使人心情舒畅。选择性缄默症的发生和家庭环境密切相关，长期压抑的生活氛围所产生的抑郁情绪不能排解，或突受父母离异，遭受他人嘲笑，长此以往，孩子就容易出现心情抑郁，忧思过度的现象，最终影响肝气疏泄，使肝气郁结。脾在志为思，思虑过度则脾气运化功能受影响，也会暗耗心血，最终致心脾气血两虚。

第四节　选择性缄默症对患儿的影响

一、对人际交往的影响

由于患儿在学校跟老师无法交流，他们的学习会受到影响，长大后在工作和人际交往中也会受到拖累。他们喜欢把自己孤立起来，表现为行为退缩，很难与别人保持眼神接触，很难表达自己的感受，却容易过度敏感，经常为一点声音而受到惊吓。有人格缺陷家族史的患儿预后较差。

二、对学业的影响

选择性缄默症患儿在陌生环境中不与人交流，难以融入集体环境中，学习受到明显的影响，学习成绩可能下降。

三、其他影响

选择性缄默症患儿多隐匿起病，发病年龄较早，但是家长往往是在儿童开始上学了才发现。不过只要治疗及时，一般数月、数年后症状缓解，预后良好。部分患儿发展为慢性过程，在青少年和成年时期仍有部分语言、行为及情绪问题，比如社交焦虑障碍的症状。

第五节　选择性缄默症的识别与诊断

一、筛查与评估

有些孩子骤然来到全然陌生的环境，因为语言不通或怕生也会导致缄默，经过一段时间的适应和观察，能逐步适应新环境，不再沉默不语。但是如果孩子的缄默期超过一个月，甚至长达半年、一年，在该说话的场合都不说话，回家却能开口，家长就必须带孩子找专家评估是否有心理障碍问题。以下专业人员可以帮助家长诊断或治疗选择性缄默症患儿：儿童保健医师、发育行为儿科医师、心理学家、儿童精神科医师。

由于选择性缄默症的孩子在家通常可以正常说话，在学校时容易发生缄默的情形，所以老师能否敏感地察觉孩子的情况就显得尤为重要。以下观察指标可为老师提供参考：患儿在校期间脸部表情僵硬，回避与周围人眼神接触；不敢笑出声音，动作反应小，动作反应慢；通常嘴巴紧闭或嘴巴微张，但发不出声音，说话音量微弱或以气音说话，使用词汇量少并且断断续续，或者是仅敢朗读课本而不敢与人对话；只回答封闭式答案的问话，只敢在一个人面前或某一场合说话。儿童的这些情况若已经持续一个月以上，则应引起家长和老师重视。

二、诊断与诊断标准

选择性缄默症的诊断较困难，需要进行全面的检查评估，包括神经系统检查、精神状况检查、听力检查、智力测试、社会交流能力检查、学习能力检查、语言和言语检查，以及相关的辅助检查（比如脑电图、头颅核磁共振）等，这些相关检查都是必要的。

《精神疾病诊断与统计手册》第5版（DSM-5）将选择性缄默症归在焦虑障碍中，其诊断必须符合以下5点：

1.在被期待说话的某些特定社交场合（比如学校）持续地不能说话，尽管在其他情况下能说话。

2.这些情况妨碍了教育或职业成就或社交沟通。

3.这种障碍的持续时间至少1个月（不能限于入学的第1个月）。

4.这种不能讲话不能归因于缺少社交情况下所需的口语知识或对所需口语有不适感所致。

5.这种障碍不能用一种交流障碍来更好地解释（比如儿童期发生的流畅性障碍），且不能仅仅出现在孤独症（自闭症）谱系障碍、精神分裂症或其他精神病性障碍的病程中。

三、鉴别诊断

（一）神经发育障碍、精神分裂症

患这两种疾病的儿童也会存在社会交流困难，不能在社交场合中恰当地讲话，但是社交场合及对象不具有选择性，且多合并相应疾病的其他临床表现。

（二）分离性焦虑

许多正常儿童3~4岁时在家说话很流利，当进入幼儿园或其他新环境中与陌生人接触时可能出现短暂性的缄默，表现为说话很少或不说话或低声耳语，随着对环境的熟悉而逐渐有了言语交流。而选择性缄默症儿童不能自发地放弃这种缄默行为，甚至持续长达几年之久。

（三）言语和语言障碍

选择性缄默症患儿无构音、对语言理解及表达障碍方面的证据，且症状限于某种特定的社交情景，可以鉴别。

（四）抑郁障碍

儿童患抑郁障碍也会出现沉默寡言,甚至不语，但其主要表现是情绪低落，并且表现出来的缄默情形无明确的对象选择性或场景选择性。

第六节　怎样治疗选择性缄默症

一、治疗原则

有关选择性缄默症的治疗方面的文献报道多是个案，各种治疗方法效果

不一。一般来说，应首先考虑为患儿采取心理治疗，其次才考虑药物治疗。其中，行为治疗是目前被广泛认可的一种有效的心理治疗方法，特别是父母、学校老师共同参与的行为治疗，已积累了比较多的经验。

二、治疗方案

（一）心理治疗

心理治疗以缓解患儿的内心冲突为主要目的，强调个体化治疗，提倡采用多种心理治疗联合进行，包括心理动力学治疗、行为治疗、认知治疗、游戏治疗、家庭治疗等。对于患有选择性缄默症的孩子，需要综合的个体化治疗，从个体到家庭、到整个环境都是治疗的一部分。

1. 行为治疗

一般来说，行为治疗作为首选治疗方案，就是运用各种策略增加儿童的说话行为，分级暴露减轻焦虑，从而使原有的缄默行为减少，甚至完全消失。可以采取小组治疗或让患儿观看同龄人行为表现的视频，通过同龄人的示范作用促使患儿有语言表达。也可通过观看录像、角色扮演等方法逐渐提高患儿的社交能力。患者跟不熟悉的人交流可以先通过即时通讯交流，再到语音、视频交流，最后才是面对面交流。同时，应重视患儿在日常生活和主要活动场所中的表现。治疗目标是当患儿的缄默情形有所改善时，应及时进行"奖励"，缄默出现时，应予以合适的"惩罚"，从而让患儿感到有动力也有压力而"讲话"。

2. 认知治疗

该方法可以纠正患儿对自己行为的错误认知，降低儿童讲话时所出现的焦虑反应。支持性心理治疗也是非常有帮助的，比如与患儿建立良好的关系，尽量消除不良的精神刺激。治疗中不要强调语言的重要性，允许患儿通过非言语方式交流，对患儿的缄默表现不要过分注意，不要逼迫患儿讲话，以免使其精神更加紧张；鼓励患儿参加集体活动，以利于病情改善。

3. 游戏治疗

爱玩游戏是儿童的天性，也是儿童的权利。对于患选择性缄默症的孩子而言，利用这种非正式交谈的方式，即使不说话也可以做游戏，不交谈也可以形成与治疗师之间的关系。首先，让患儿熟悉环境、玩具，最初患儿可能极端回避，但是随着时间的推移，患儿开始在活动、游戏中自主地尝试、体验，不知不觉地认同社会的要求。然后，治疗师与患儿通过游戏建立牢固的关系。最后，治疗师根据患儿的表现给予适当的干预，目的在于解决患儿存在的症状，使幼儿向着干预的目标方向发展，在预先设定的情景角色中体验游戏的快乐，激发出更多的积极因素，并让这些动因发挥作用，从而改变自己的情绪和行为。

4. 家庭治疗

对于家庭关系或家庭不良功能模式导致的疾病，可采取家庭治疗的方法促进患儿早期康复。治疗师邀请家庭成员来治疗室，通过会谈了解家庭的构成、特点，以及家庭成员之间的相互交流方式与相互作用方式，让每一个家人都畅所欲言。根据交谈中发现的家庭主要问题，治疗师采取相应的干预措施，但是不纠缠于症状或者缺陷，主要着眼于现在与未来，着眼于解决当前的问题。一般每次会谈需要1~1.5小时左右，每周1次，以后可以逐步延长至1个月或数月1次。

（二）药物治疗

对一些症状较重的患儿，可以在医生的指导下服用抗抑郁药物，如氟西汀或氟伏沙明等，一般来说，药物治疗多与行为治疗相结合。

（三）其他治疗

综合治疗是以学校为基础将患儿的父母、老师和治疗师结合起来进行的针对性治疗。在学校组成以老师和部分同学为主的帮助小组，告诉他们配合医师治疗的重要性，帮助他们了解患儿情况及治疗特点，多与患儿交流，鼓励患儿进行各种形式的回应。老师可以在学校里进行一般性的心理干预以降低患者讲话时的焦虑，同时可鼓励学生相互交流，对患者进行语言训练、发音训练等。可采用以下5种鼓励方式：

（1）不要过分地强迫孩子说话，让他有一点言语自由；

（2）让患儿和其他同伴集中在大小合适的教室里；

（3）注意患儿口头表达的同时观察他的非言语动作；

（4）鼓励患儿大胆和同学交往并建立友谊；

（5）采取认知行为干预措施，比如放松练习、系统脱敏法。例如，教师将患儿与乐于帮助别人的学生分在一组，并鼓励他们开展有利于锻炼社交技能的各种活动。活动中允许患儿使用非言语的交流方式（比如借助符号、手势和卡片等），但不给予强化。教师还可以将行为塑造的方法应用到学校日常生活中，在开始治疗时只要患儿能小声说话或仅仅耳语，就及时地给他奖励（比如糖果、微笑和表扬等），然后逐步提高要求，直到患儿用正常大小的声音说话时才给他奖品。

（四）中医治疗

中医治疗选择性缄默症重在宁心安神定志，调和脏腑气机。治疗当审证求因，心虚胆怯证，多安神定志，兼见肝郁气滞，则疏肝解郁，忧思过度暗耗脾气心血，则当养心安神，益气健脾。

1. 辨证治疗

（1）心虚胆怯证

治法：镇惊定志，养心安神。

主方：安神定志丸加减。

常用药：人参、茯苓、伏神、菖蒲、龙齿、远志、酸枣仁、山药、天门冬、生地黄、熟地黄、五味子。

（2）肝郁气滞证

治法：疏肝解郁，安神定志。

主方：逍遥散加减。

常用药：当归、白芍、柴胡、茯苓、白术、炙甘草、炮姜、薄荷、远志。

（3）心脾两虚证

治法：养心安神、益气健脾

主方：归脾汤加减

常用药：人参、黄芪、白术、当归、龙眼肉、木香、伏神、酸枣仁、远志、生姜、大枣、炙甘草。

2.中成药

（1）**归脾丸**　用于心脾两虚证。

（2）**逍遥散**　用于肝气郁结证。

3.针灸治疗

（1）**体针**

选穴：根据不同证型，配伍不同穴位。心虚胆怯者，选手厥阴、手少阴经穴为主，选取心俞、胆俞、厥阴俞、膻中、内关、神门、郄门等；肝郁气滞者，选取督脉、手足厥阴、手少阴经穴为主，选取膻中、期门、百会、内关、神门、太冲等；心脾两虚者，选取足厥阴经、足太阴经穴，选取心俞、脾俞、膈俞、膻中、内关、神门、郄门等。

操作：毫针平补平泻手法。

（2）**耳针**

《灵枢》曰："耳为综脉之所聚"，常取耳穴神门、心穴、皮质下三穴合用，有镇静安神之效。如取醋浸泡过的中药王不留行籽，贴压耳部心、肾、神门、皮质下、肝。患者每日用手按压贴穴不得少于10次，每周更换1次贴豆。

4.推拿治疗

小儿推拿多采用安神定志手法，常用按揉百会100次、掐揉小天心200次、清心经100次、清肝经100次、补脾经100次、揉外劳宫100次、摩腹3分钟、按揉足三里30次等方法。操作时可选用滑石粉作为介质，每日1次，防止手法过重，损伤患儿肌肤。

第七节　家庭康复要点

一、家长健康教育

当一个孩子被诊断出患有选择性缄默症时，这对家长来说都是陌生和恐惧的。遇到这种情况，除了寻找专业的机构进行咨询与指导以外，家长也应该改变教育方法，针对孩子的心理特点，进行合理引导和教育。那么，家长应该怎么去帮助孩子呢？

首先，家长要营造一个宽松自在的家庭环境，增强家长自身对本疾病的认识，积极配合专业人员和教师，在治疗过程中扮演桥梁的角色。在家中夫妻双方不要因为孩子的情况互相责怪对方，使孩子产生愧疚感，增加孩子内心的压力。

其次，当孩子沉默时，不要一味地强迫他们与人交往或说话，以免加大孩子的紧张情绪，内心难以放松，也不要打骂、责备、逼迫孩子说话，以免强化他们的缄默行为，甚至出现"逆反心理"。对待选择性缄默症的孩子，家长需要有耐心，勿强求立竿见影的效果。可用点头、摇头、手势或纸笔对谈等方式与患儿进行沟通。还可以采取转移注意力的方法，比如陪伴患儿一起做亲子游戏，一起外出游玩，从而分散患儿的紧张情绪。在情绪松弛的基础上，让孩子主动说话，孩子只要稍微有一点点反应就用其最喜欢的东西予以鼓励。

然后，引导孩子与人接触。邀请患儿的朋友、同学和老师来家中做客，同患儿一起做游戏，让患儿在熟悉的环境中，同他们进行交流。如果患儿主动与客人交流，包括眼神、手势、躯体姿势、言语等形式的交流，家长应给以亲切的鼓励，可以是玩具、糖果饼干、画报等物品，也可以是"真棒"等言语或手势。来客由熟悉到陌生，由少到多，最终患儿在学校接触到的人都是自己熟悉的人，就会忽略自己对学校环境产生的陌生感。

二、家庭调护要点（中医）

下面为家长介绍几种方便易学的食疗方，帮助家长为孩子们调理身体。

党琥猪心煲

原料：猪心1个，黑木耳15 g，琥珀粉3 g，党参10 g。

做法：将猪心洗净剖成两半，放入沸水中焯一下即捞起，再切成小块，然后与琥珀粉、党参、水泡过的黑木耳三种食材一起放入锅内，旺火煮沸后改文火炖2小时即可食用。

功效：补心安神。适用于心血亏虚所致的惊悸失眠者。

红枣合欢粥

原料：红枣10枚，合欢花20 g，芡实100 g，莲子100 g，薏苡仁100 g，红糖少许。

做法：将红枣去核，芡实、薏苡仁、莲子煮沸，加入合欢花，小火熬制成粥。功效：疏肝解郁，益气安神。适用于肝气郁滞证者。

归参鳝鱼羹

原料：鳝鱼400 g，当归15 g，党参15 g，大葱20 g，鲜姜10 g，盐适量。

做法：鳝鱼洗净切丝，当归、党参以纱布包裹加水共煮，煎煮约1小时，捞出药包，加入葱姜、盐调味即可。

功效：补气养血。适用于心脾两虚、气血两亏证者。

第八节 如何预防选择性缄默症

一、良好的家庭教育

教育孩子的态度也与孩子的心理行为发育密切相关，家长应采用合理的教育方式，不过分保护和限制孩子，对孩子建立适宜的期望值，让孩子在成长过程中感受"挫折"，克服挫折，培养孩子广泛的兴趣爱好和开朗豁达的性格。

二、提供良好的家庭环境

俗话说：父母是孩子的第一任老师。父母是儿童的第一个崇拜者，儿童经常模仿父母的一言一行，所以父母的行为会不可避免地影响到子女，家庭氛围、父母分居、争吵等都会对儿童产生深刻的影响。孩子容易受到父母公开争吵的干扰，特别是当这种争吵与自己有关的时候。所以给患儿提供一个融洽的家庭环境，减少对患儿的责备和惩罚，经常给予鼓励，创造良好的家庭氛围，对于孩子的身心成长都有很大帮助。如果家庭状况一时间很难得到改善，也可以给孩子换一个和谐温馨的环境，由关爱他的人陪伴，以便孩子能放松地生活。

三、培养社交技能

创造条件让孩子去跟外界交往，防止儿童过度依恋父母，让儿童在与同伴及其他人的交往中学会新的技能，包括眼神、手势、躯体姿势、言语等，以逐渐消除患儿对陌生人和新环境的紧张情绪，同时让孩子享受合作的乐趣，体验成功的欢乐，培养孩子的社会适应能力。周末可以带孩子到小朋友聚集多的地方去玩，家长在孩子面前主动与陌生人的交流可以刺激孩子，使孩子从中受到

启发，学到与人交流的一些方式、方法。

总之，应该普及与该疾病相关的科普知识，对家长进行健康教育，让家长有能力照管好自己的孩子，促进儿童身心健康。

（谭晶晶 肖永媚）

第三章 特定恐怖症

第一节　什么叫特定恐怖症

　　小静，女孩，12岁。从小生活在农村，小学时步行上学，上中学需要乘坐汽车。半年前，小静怀着兴奋的心情第一次乘坐汽车去学校报到，当时车上人满为患，挤得小静喘不过气来。在汽车上小静突然出现大汗淋漓，脸色苍白，头晕眼花的症状，有濒死的感觉。小静以为自己要死了，赶紧下车赶去医院。医生检查后告诉小静检查结果正常，没什么问题。但小静被吓坏了。从此，小静就对乘车感到非常害怕，尽可能地减少回家的次数。国庆节小静回家时，车上乘客并不多，但是小静一上车就开始心慌、紧张、头晕、胸闷、出汗。乘车回学校的时候小静心慌，紧张的症状更严重了。近半年来，小静一直怕乘汽车，小静怕自己在车上发病，担心自己有心脏病，害怕如果心脏病发作，不能及时抢救，就会死去。害怕自己死了以后，父母会为自己伤心，他们怎么过日子。一想到这些，小静就害怕，这个问题对小静的学习和睡眠产生了严重的影响。

　　这是一个典型的特定恐怖症患者的案例，案例中女孩对日常生活中的一般客观事物和情境（比如车及乘车的情境）产生了过度的恐惧情绪，并出现回避、退缩行为，对女孩的日常生活和社会功能造成了影响。

正常儿童在发育过程中，会对某些事物产生恐惧、害怕，其害怕的对象多种多样，比如怕虫、怕火、怕陌生人、怕贼、怕黑暗等。一般来说，儿童常常会对客观存在的某些危险，或可能发生的危险，某些事物、概念等表现出一时性的恐惧反应，可表现为惊叫、回避等情绪反应，甚至心跳加快、呼吸加速、脸色苍白、发抖等生理反应，但事过境迁可以释然，且随着年龄增大而消失，这是一种正常现象。据估计，超过40%的人在一生中会经历一种或多种特定对象或情境下的恐惧，这种恐惧在儿童特别是年幼儿童中广为存在。但这种恐惧不同于"恐怖症"，正常儿童对所恐惧的事物或情境的反应是与其危险性相适应的。如果恐惧反应变得过度或不合理，就被称为恐怖症。

那什么是特定恐怖症呢？特定恐怖症是指对特定的事物或情境的不合理的恐惧反应，而且显著影响患者的生活。成人患者能认识到这种恐惧是过分的和不合理的，但仍然竭力回避那些能引起他们产生恐怖反应的情境。然而，儿童缺乏自制力，往往不能意识到他们的害怕和恐惧是过分的、不合理的。特定恐怖症是最普遍的心理障碍之一，是一种常见的、持续的，伴有严重社会功能损害的慢性焦虑障碍。这也是一个严峻的公共卫生问题，给家庭和社会带来了沉重的经济负担。

大多数人都曾产生过特定的恐惧，有人对恐惧的对象进行了分类。其中，对蛇的恐惧和恐高分别排在第一和第二位。除了对一部分事物的恐惧外，常见的恐怖症在女性群体中的发生率要高很多。恐高症是一个例外，男女发生率接近。人群中，特定恐怖症患者具有很高的比率。在美国，该病被认为是最常见的精神障碍之一，据统计，特定恐怖症在12个月内的社区患病率估计约为7%~9%，而亚洲国家关于该病的患病率通常较低，大约为2%~4%，儿童患病率约为5%。来自于墨西哥的报道发现，在被调查的12~17岁的青少年人群中，有高达27.3%的人在过去1年内出现的症状符合特定性恐惧障碍诊断标准。常见的恐惧动物、黑暗、血液或者害怕受伤等情况一般在7岁前发病，年龄小的青少年的发病率高于年长者。所有病例的症状到青少年早期都能得到较大改善，11岁的孩子的患病率为2%。

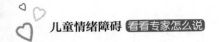

第二节 特定恐怖症患儿的表现

一、常见症状（西医）

特定恐怖症患儿主要表现为过分害怕特定物体或特定情境，并出现回避行为。患儿对恐惧对象过分关注，出现回避行为后会严重影响患儿正常的学习、生活与人际交往。面临所恐惧的对象时，患儿会表现出情绪过分焦虑，如果患儿被迫去面对所恐惧的对象则会感到非常紧张，异常恐惧，努力回避。比如不敢去高处，害怕乘坐电梯、不敢去看牙医，有的怕小动物，见了某种小动物则恐惧万分。

儿童常见的恐惧对象主要有动物、血液、注射、损伤、黑暗和/或密闭场所，还有一些常见的自然环境现象，比如雷电、风暴等。根据恐惧对象和儿童的性格特点，该病所引起的社会功能（比如学习能力、生活能力）的损害程度各有不同。恐惧的对象还往往与所处的文化背景和民族等有关。随着时代的发展，患儿恐惧的对象也在发生变化。

当患者接触所恐惧的对象或身处所恐惧的环境中时，常表现出认知、情感、行为、运动和生理等一系列反应。有时会出现"灾难性反应"，感觉到威胁已经到来，极度恐惧，并出现自主神经功能紊乱，表现出心跳加快或减慢、面色煞白、多汗、小便不能自主控制。出现这种情况的患儿，第一反应是想方设法迅速逃离，远离恐惧对象或环境。儿童往往不能意识到自己的害怕是过分的、不合理的，而是表现为焦虑、坐立不安、不停哭闹、发脾气、惊呆或紧紧拖住他人，有时表现为表情恐惧、全身发抖。

二、证候辨识（中医）

（一）肝郁气滞证

丽丽，女孩，11岁。自幼生活在农村，周围环境中养狗者居多。2

年前，在去同学家玩耍时曾目睹同学被狗追赶的情形，当时患儿情绪紧张、异常恐惧。其后每当看到狗，她即感全身颤抖，比如去学校路上远远看到狗则立刻绕道而行。有一次突然发现狗出现在自己眼前，立刻出现两腿发软、心跳加快、呼吸急促、呆立不敢移动半步、想喊又不敢喊的现象。当狗离开后，患儿两腿发软当即坐于地上、大声哭泣。以后出门就要求家人陪伴，即使有同学陪伴也担心狗会出现。无论白天还是晚上，听到狗叫即紧张，电视中出现警犬的镜头时，患儿也非常恐惧。患儿甚至将方圆500米周围邻居、同学、亲戚家有无养狗打听得一清二楚。在三楼教室里看到街上有狗出现则全身紧张、心慌、恐惧、额部及两手出汗、头晕，离开窗户5分钟后即缓解。平素未看到狗或与之相关的情境时，患儿情绪反应正常。患儿性格偏内向，朋友不多，喜欢独处，常自觉心慌、胸闷不舒，喜叹气，舌质偏红，苔薄黄。体格及实验室检查未见明显异常。

患儿平素性格内向、喜欢独处、常觉胸闷不舒，喜叹气，为肝郁不舒的表现。中医认为肝主疏泄，肝气疏通，则全身气机舒畅。患儿因为对狗有恐惧情结，时时担心狗会袭击自己，情志不畅，最终导致肝气郁结加重，气机不畅，气滞则心血运行不畅，因此心情郁闷不舒，胸闷心慌，喜叹气。肝气促进精血津液的运行输布，同时也促进脾胃之气的升降、胆汁的分泌排泄，以及情志的畅达，此类型的患儿还会出现不思饮食，喜怒无常，口苦口干等不适症状。舌质红、舌苔薄黄，为肝郁气滞化热之象。

（二）肾阳不足证

壮壮，男孩，9岁。形体虚胖，性格内向胆小，恐惧2年。2年来，每逢黑暗及密闭场合就心胸空虚，恐惧，气血上冲而感觉烦躁，出冷汗。不能独处居室，白天如果一个人在家就会莫名恐惧，尤其是阴雨天气，需打开所有房灯及电视才稍觉心安；夜晚不敢一个人在家，不能独自睡觉，即便家中有人，也不能单独分床睡觉，但凡听到一点小声响或看到一个黑影就胆颤心惊，一直与妈妈同睡，睡眠质量差，夜尿频多，畏寒，手足欠温，食欲缺乏，舌淡，苔白，脉沉细，小便可，大便易结。

患儿形体虚胖，为痰湿质体形，体内痰湿多，易伤阳气，夜尿频多、畏寒、手足欠温为肾阳不足的表现。中医认为肾为先天之本，一身阳气由此而发，五脏阳气全依赖肾阳的温养，若肾阳不足，则无力温养胆，故见患儿性格内向胆小、害怕黑暗；无力温养心阳，故见患儿心悸、心慌、冷汗出；脾为后天之本，先天肾阳不足日久累及脾阳不足，脾主运化水谷精微物质，脾阳不足则见纳差，大便不调等症。舌质淡、舌苔白、脉沉细，为肾阳不足之像。

（三）心脾两虚证

悦悦，女孩，12岁。悦悦为独生女，平日性格较开朗，有主见，爱好跆拳道、打乒乓球等。2008年5月12日四川汶川发生里氏8.0级地震，地震来临时，悦悦正在教室准备上课，忽然，三层教学楼开始摇晃，任课教师迅速带学生到了楼下空旷的地方，但是班主任李老师为了救一个生病的学生，跑到一楼的时候被三楼倒下的围墙砸倒。由于亲眼看见李老师遇难，在震后几个月内，悦悦出现无名的恐惧感，情绪低落、心神不宁、多梦、夜惊、上课注意力不集中，忧思多虑，时有头痛，心悸心慌、失眠、食欲不振，身体日渐消瘦，舌质淡，苔薄，脉细。

患儿平素体健，目睹老师遇难过程，引发情志疾病。自己爱戴的老师牺牲，常生忧伤思念之情。《素问·阴阳应象大论》："脾在志为思"，悲思良久难免伤脾，故见忧思多虑、食欲不振、日渐消瘦；脾气虚不能升清运化水谷精微，心脏无以充养，心气不足，心神失养，则惊恐不安、心悸心慌、心神不宁、失眠夜惊，注意力不集中。舌质淡，苔薄，脉细，为心脾两虚之象。

（四）痰火扰心证

婷婷，女孩，13岁。独生女，从小娇生惯养，脾气偏大，任性，性格争强好胜，虚荣心强。恐惧上学2年。自从6岁上小学以来，患儿本来在校成绩优异，在一次语文考试中，有一道题被老师扣了分，但她不服气，认为自己是对的，私下与同学核对答案，发现同学与她一样的答案，老师并未扣分，她问老师错在哪里，老师支吾了事。从此，她对这件事耿耿于怀，情绪暴躁，成绩也日渐下降。3个月后，上述症状逐渐加重，无法适应学校生活而对上学产生恐惧，在学校上课有明显的恐惧、焦虑、发脾气等现象，多次被带到医院检查身体，并无大碍，但不能在学校上课，长期旷课。父母只能在家单独辅导，能同步跟上所学进度，只是在学校会容易激惹、暴怒。患儿饮食上喜欢吃肉食，不喜欢吃青菜、水果，喜欢甜食。体形偏胖，舌质红，苔黄腻。

患儿平素喜肉食、甜食，这些食品的性味在中医看来属于膏粱厚味之品，喜食膏粱厚味容易阻碍脾胃气机，从而生痰生湿，痰湿体质的人容易形体偏胖；另外，患儿平素娇生惯养，脾气大，中医认为肝气升发太过易出现脾气大、暴躁，正所谓小儿的体质特点为"心肝有余，肺脾肾常不足"。此例患儿为痰湿体质，结合肝气升发过旺，故痰湿易化火胶结为痰，痰火容易蒙蔽心窍，进一步阻碍脾胃正常运化的气机，痰火之邪容易引动肝火，因此患儿出现恐惧、暴躁发脾气等现象，舌质红、苔黄腻是痰火扰心之象。

第三节　特定恐怖症是怎样形成的

儿童期特定恐怖症的病因是多方面的，对此有多种理论解释。目前较为一致的看法是，恐惧情绪的产生取决于与生俱来的先天素质、个体的心理特点，以及后天的社会生活经验。也就是说，恐惧是在经验、学习的基础上获得的，学习经验是儿童恐惧发生的开始。

一、遗传因素

恐怖症通常与个体的先天素质有着紧密的联系。如果双亲中有一方患有或曾经患有恐怖症，则子女患恐怖症的概率比没有恐怖症家族史的孩子要高。虽然对恐怖症遗传的研究较少，但研究结果均有着相似性，就是恐怖症具有家族聚集性。有研究表明31%的恐怖症患者的近亲患有恐怖症，而没有恐怖症的群体中，11%的近亲患有恐怖症。

生物进化学说的某些观点解释了恐惧是人的本能。在物种进化的过程中，为了生存下去，人类有选择地对某些潜在的威胁产生恐惧，激活"逃跑"机制，从而远离威胁。这些"预备好的"恐惧是天生的、本能的。

二、心理与社会因素

(一)心理因素

1. 心理分析理论

焦虑产生的根源在于被压抑的无意识的本我冲动。根据心理分析理论，人们对抗焦虑时会产生防御反应，从而产生恐惧。人们为了逃脱无意识本能冲动的支配，通过置换的防御机制，一些对象或情景就替代了焦虑。同样地，这些对象或情景并不是完全不能引起冲动和焦虑，但是他们是能够远离的，患者能够通过附加的回避机制避免严重的焦虑。

2. 条件反射理论

按照行为主义的理论，可以认为恐怖是由于形成了不良的条件反射而出现的。具体来说，恐怖症是由于某些无害的事物或情境与令人害怕的刺激多次重叠出现形成条件反射而产生。

3.认知理论

认知理论认为，错误的认知也会导致恐惧。特定对象恐怖症患者经常会过分担心某一消极事物的发生，并且高估其危险性。

（二）社会文化因素

任何文化都有其特定的恐惧表达方式。Swanson发现恐怖症的发病率、恐惧的内容，以及表现形式在不同文化程度、不同种族的群体上都存在差异。暴雨恐怖症是北大西洋当地特有的一种恐怖症，这种恐怖症就是与当地社会文化密切相关的一种心理障碍。

三、环境因素

（一）个人成长经历

"一朝被蛇咬，十年怕井绳"，说的就是在个人的成长过程中的一件非同寻常的创伤性经历也是恐怖症形成的因素之一。例如，被狗咬过就会对狗产生强烈的恐惧。除此之外，恐怖症的发生还有其他的一些原因。首先，是在某种特定的情况下，对虚假警戒的反应经历。恐怖症在刚发生的时候，人体并不一定会对现实的危险产生真实的反应。人们可能会产生一些紧张的情绪，恐怖症可能会在此基础上产生。其次，通过别人告知的恐怖经历，也会导致特定对象恐怖症的产生。

（二）家庭因素

父母的行为方式及教养方式容易影响孩子的心理发育。不良的社会环境、家庭及学校的不良教育等都可能导致恐怖症。父母不得体的教育，比如溺爱、吓唬、威胁等都容易造成孩子心理不健康。除此之外，家庭成员的和睦与否也会对孩子心理产生影响，不和睦的家庭关系会带给孩子惊恐和焦虑。

【中医的观点】

中医的观点认为，特定恐怖症归属于"七情致病"的惊恐证范畴。"情志致病首伤心神，随之影响脏腑气机，导致脏腑气机升降失常而出现相应的临床表现"。情志与气机的关系具体表现为"喜则气缓或气散，怒则气上，悲则气消，恐则气下，思则气结，惊则气乱，忧则气聚"。惊恐障碍的病因病机主要分为虚、实、虚实夹杂三个方面。虚证多为肾阳不足、心阳虚损、脾阳不足，惊恐伤肾，心肾脾阳不足，则出现惊恐焦虑，失眠多梦、食欲缺乏、畏寒等症。实证多为肝郁气滞，肝主疏泄，肝气郁结，气机运行不畅，则出现胸胁疼痛、胸闷不舒等症；心主血脉，血脉的运行依赖于肝气的疏泄，肝气疏泄障碍则心血运行不畅、心脉瘀阻、心失所养，故见心情郁闷不舒、心烦失眠、心悸不安等症。日久则出现气滞血瘀的虚实夹杂现象，临床可见惊恐心悸、头晕胸闷、食欲缺乏、夜寐不安、舌暗有瘀斑、脉细涩等症。总之，中医认为惊恐障碍的病因病机复杂，往往不是单一的证候，病情有轻有重，病程有短有长，但多由气机失调和脏腑功能失调所致，病位在肾、脾、肝、心。

第四节　特定恐怖症对患儿的影响

一、对人际交往的影响

特定恐怖症患儿常常会体验到持续的恐惧，影响其发挥正常的社会行为功能；可能导致个体出现生长发育减慢，语言障碍，听、视力下降及消化系统疾病。当患儿面对特定的情境时，会出现逃避行为，针对自己的逃避行为，患儿可能会对自己做出这样的评价：我怎么会这么没用，我实在是太害怕了。这种情绪会导致患儿回避人际交流，不合群，孤僻退缩。

二、对学业的影响

特定恐怖症患儿的恐惧表现可能仅仅集中于个别症状，比如心慌或感觉要晕倒，也常伴有继发性恐惧，比如害怕自我失控、会死或会发疯。例如，明知别人在同样情境不会感到危险或威胁，但并不能减轻其焦虑，不适当的焦虑、恐惧情绪会导致患儿注意力不集中，理解能力下降，学习效率降低，从而影响患儿的学习、生活状态，甚至产生自卑情绪。

三、其他影响

1.机体免疫力下降

特定恐怖症患儿发病时，常会出现头痛、头晕、心烦、恐慌等症状，有时还会伴有恶心、呕吐等。这种长期的精神不稳定会降低人体的免疫力，容易出现内分泌失调，最终会导致多种疾病的患病风险上升，比如心脑血管疾病、糖尿病、胃肠疾病等。

2.加重神经功能紊乱

特定恐怖症发作时往往伴有显著的植物神经紊乱症状。患儿极力回避所害怕的处境或事物，恐怖反应与引起恐怖的对象极不相称，患儿本身并不一定能认识到害怕是过分的、不应该的或不合理的，但并不能防止恐怖发作。例如，与人交往的过程中，患儿就会出现紧张和害怕感，不敢与人交谈，甚至不敢与人对视。

第五节　特定恐怖症的识别与诊断

一、筛查与评估

关于特定恐怖症的筛查与评估可以从以下 6 个方面对患儿进行询问和评估：

1. 了解儿童恐惧的对象，该对象是否具有危险性或潜在的危险，比如动物、特殊的环境、场景等。

2. 患儿是否有回避行为，往往有逃离恐怖现场的行为。

3. 是否有自主神经功能紊乱的表现，比如心悸、呼吸加速、出汗、血压升高等。

4. 了解持续的时间是一过性，还是持续超过了6个月的时间。

5. 恐惧的行为是否严重干扰了儿童的正常行为，影响了患儿的学习、日常生活和人际交往等。

6. 是否经历过创伤性事件，该事件与特定的恐怖对象有关。

二、诊断与诊断标准

（一）诊断要点

1. 特定恐怖症的关键特征是当存在特定的恐怖症刺激源（特定的事物或情况）时，感到害怕或焦虑，并且这种害怕或焦虑必须是强烈的或严重的。

2. 特定恐怖症的另一个特征是，几乎每次只要个体与恐怖症刺激源产生联系，就会激起害怕或焦虑。

3. 个体积极地回避特定的恐怖症刺激源，如果无法回避或决定不回避，则会诱发强烈的害怕或焦虑，回避行为通常会很明显。

4. 害怕或焦虑与特定的恐怖应激源带来的实际危险不成比例，或比应该出现的情绪更为强烈。

5. 害怕、焦虑或回避通常持续6个月或以上。

6. 特定恐怖症必须导致临床显著的痛苦或社交、学习、职业或其他重要领域功能的受损，才能被诊断。

（二）诊断标准

《精神疾病诊断与统计手册》第5版（DSM-5）中关于特定恐怖症的诊断标准如下：

1. 对于特定的事物或情况（比如飞行、高处、动物、接受注射、看见血液）产生显著的害怕或焦虑。

注：儿童的害怕或焦虑也可能表现为哭闹、发脾气、惊呆或依恋他人。

2. 恐惧的事物或情况几乎总是能够促发立即的害怕或焦虑。

3. 对恐惧的事物或情况主动地回避，或是带着强烈的害怕或焦虑去忍受。

4. 这种害怕或焦虑与特定事物或情况所引起的实际危险及所处的社会文化环境不相称。

5. 这种害怕、焦虑或回避通常持续至少6个月。

6. 这种害怕、焦虑或回避会引起有临床意义的痛苦，或导致社交、职业或其他重要功能方面的损害。

7. 这种障碍不能用其他精神障碍的症状来更好地解释，包括惊恐样症状或其他功能丧失症状（比如广场恐怖症）；与强迫思维相关的事物或情况（比如强迫症）；与创伤事件相关的提示物（比如创伤后应激障碍）；离家或离开依恋者（比如分离焦虑障碍）；社交情况等所致的害怕、焦虑和回避（比如社交恐惧症）。

三、鉴别诊断

特定恐怖症需要与广场恐怖症、社交焦虑障碍、惊恐障碍、强迫症、创伤性应激障碍和精神分裂症等疾病进行鉴别。本症以恐怖为突出的症状，其特征是缺乏与其他疾病相关的核心症状，并且病程转归不同等，由此可以与其他疾病鉴别开来。

第六节　怎样治疗特定恐怖症

一、治疗原则

1. 对病情不断进行评估。

比如询问患儿是否一直回避所害怕的情境；暴露于恐怖情境时，让患儿自己评定焦虑程度（焦虑总分为10分，0是没有焦虑，10是最严重的焦虑）。

2.根据患儿需要进行有关焦虑的健康宣教。

3.提供控制焦虑症状的训练方法，并鼓励患儿经常练习深呼吸、放松训练。

4.逐级暴露于恐怖情境是主要的治疗方法。

5.患儿不应该用镇静剂来应对恐怖情境。

6.血液-损伤型恐怖症患者的晕厥可能需要特别的干预。

注：血液-损伤型恐怖症是指大部分患儿害怕有关血液-损伤的情境，比如去看牙科医生、缝针或任何医疗操作，面临这些恐怖情境患儿会感到焦虑，甚至晕厥。预防晕厥反应的主要方法是训练患者在晕厥反应刚出现时故意绷紧大的肌肉群，比如大腿和腹部，这种技能可有效地减少快速副交感反应导致的血压下降。

二、治疗方案

（一）心理治疗

心理治疗是治疗该病的重要方法，常用的心理治疗方法有以下3种。

1. 行为治疗

系统脱敏疗法、暴露疗法等，为治疗特定恐怖症最重要的行为治疗方法。其原则包括两方面：一是消除恐怖对象与焦虑恐惧反应之间的条件性联系，二是对抗回避反应。以逐级暴露法为例，比如患儿害怕蛇，可根据其害怕的情况逐级安排：

①看蛇的照片；②触摸蛇的照片；③在动物园看蛇；④触摸假蛇；⑤通过一块玻璃触摸蛇（即一只手在玻璃的一边，蛇在玻璃的另一边）；⑥想象触摸蛇将有怎样的感觉（有鳞的皮肤、冷的、坚硬的等等）；⑦触摸无伤害性的蛇。

2. 认知行为治疗

认知行为疗法是治疗恐惧症的首选方法。既往的行为治疗方法更强调可观察到的行为动作，长期疗效不甚满意。认知行为治疗在调整患儿行为的同时，强调对患儿不合理认知的调整，效果更好。尤其对社交恐惧症患儿，其歪曲的信念和信息处理过程使得恐惧症状持续存在，纠正这些歪曲的认知模式是治疗中非常关键的内容。

3. 社交技能训练

社交恐惧症的患儿常有社交技能缺陷或低估自己的社交技能，因此可以通过一定时间的训练来改善患儿的症状。包括治疗师的示范作用、社交性强化、暴露的作业练习、自我肯定训练等。

（二）药物治疗

减轻紧张、焦虑或惊恐发作程度，可选用苯二氮䓬类药物或/和抗抑郁剂。

（三）其他治疗

（1）正确认识疾病，了解此疾病患儿的想法与行动。每次当自己控制不了恐惧心理的时候，控制对恐惧的反应，而不是强迫思考或冲动。

（2）找到原因，明白患儿为什么会出现这样的心理，做好预防才是关键。鼓励患儿在自己可能发病时，自己对自己说：这不是我。建议患儿尝试赶走强迫的想法，不要自寻烦恼，压力只会让恐惧症更严重。

（3）利用转移注意力的方法。当恐惧心理来临，鼓励患儿努力与专注地做脑部工作，或者自然、轻松的工作，或到外面走走也能使心理能平静下来。当有强迫性思考的时候，鼓励患儿先找到原因，尽量去做其他的事来转移注意力。

（四）中医治疗

中医治疗惊恐证重在安神定志，调理脏腑气血阴阳。着重调理肝、脾、肾、心四脏。肝气疏泄，脾气健运，心脉畅通，心肾相交，水火相济，则惊恐得平，诸症自解。

1.辨证治疗

（1）肝郁气滞证

治法：疏肝解郁，安神定志。

主方：丹栀逍遥散加减。

常用药：牡丹皮、栀子、当归、白芍、柴胡、茯苓、白术、生姜、大枣、薄荷、甘草、茯神、石菖蒲、远志等。

（2）肾阳不足证

治法：温阳补肾，安神定志。

主方：柴胡加龙骨牡蛎汤加减。

常用药：柴胡、桂枝、龙骨（煅）、牡蛎（煅）、附子、生姜、党参、法半夏、茯苓、砂仁、附子、生姜、大枣等。

（3）心脾两虚证

治法：益气养血、宁心安神。

主方：归脾汤加减。

常用药：党参、黄芪、白术、茯苓、当归、酸枣仁、桂圆肉、远志、木香、炙甘草、生姜、大枣等。

（4）痰火扰心证

治法：理气化痰，清肝泻火。

主方：黄连温胆汤加减。

常用药：黄连、竹茹、枳实、法半夏、橘红、茯神、生姜、甘草等。

2.中成药

（1）**逍遥丸**　用于肝郁气滞证。

（2）**归脾丸**　用于心脾两虚证。

（3）**安神温胆丸**　用于心胆气虚证。

（4）理中丸　用于脾肾阳虚证。

3.针灸治疗

（1）体针

传统手法针刺肝胆心脾等经络的相关穴位，可有效清肝疏肝解郁，调节心理情志，促进人体被损害部位的修复调理，改善症状，从而发挥疗效。临证时应辨证选用平补平泻、补和泻等手法。根据不同的证型，选取各经穴位，实证多取百会、神庭、四神聪、安眠、内关（双）、神门（双）、照海（双）、申脉（双）等穴，用泻法或平补平泻法。虚证多取阳陵泉、三阴交、胆俞3穴，以益胆疏肝；取神门、心俞两穴调养心经，宁心安神；取百会、印堂2穴，以升阳气、宁心神；取丰隆、足三里益气除痰。

针刺方法：可根据年龄采用不同的方法。如果年龄小，不能配合的话，可采用点刺法，不留针；年龄大，可以配合的话，可依据患儿的接受程度留针15~30分钟，每日1次或隔日1次，15次为一个疗程。

（2）音乐电针疗法

该疗法是现代电子技术与传统针灸相结合的新疗法。应用音乐电针仪治疗惊恐证，选取风池、百会、印堂、太阳、神门穴为主穴，用平稳、柔和的医用音乐波刺激调整督脉，疏通经络，调和气血，调整大脑情感区，解除患者的焦虑症状，使其阴平阳秘，精神乃治，从而恢复健康。此法可以消除电针及传统针灸带给患者的痛苦与恐惧感，又可以防止交叉感染。

（3）艾灸

该法常用于虚证、容易配合的青少年，取心俞、厥阴俞、神门、内关、足三里等穴位，用艾条灸或隔姜灸。

4.推拿治疗

取俯卧位，重点按压背俞穴，可选取心俞、厥阴俞、肝俞、胆俞、神门、内关等穴。捏拿两侧肩井、颈根部，再从大椎用指推揉至百会穴，点揉百会穴1分钟；然后用指按压风池穴1分钟，自风池沿两颞至太阳穴推揉3~6次，点按太阳穴1分钟。最后撑拍后背放松2~3次。按摩肝经的太冲穴，足阳明胃经的足三里穴，肾经的涌泉穴、复溜穴。

第七节　家庭康复要点

一、家长健康教育

（一）维持和谐的家庭环境

家庭成员关系不和睦本身就会导致孩子焦虑、紧张、害怕等，因此和谐的家庭环境会让患儿获得安全感，有利于患儿康复。

（二）良好的教育方式

在对孩子的教育方式上，父母应当保持一致，朝令夕改的教育方式会让孩子无所适从。

（三）适当的关爱

适当的关爱不等于溺爱，溺爱会让孩子不放心，过度保护会限制孩子的许多行动；而适当的关爱则能让孩子产生安全感。

（四）适当的言行

有的父母当着孩子的面毫无顾忌地讲述自己的所见所闻或经历过的一些可怕的事情，有的父母对某一事物或现象存在恐惧情绪，在孩子面前毫不掩饰地表现出来，使孩子也深受其害。这些都是不当的言行，会加重孩子的恐惧心理。

（五）正确的教养方式

很多父母都习惯性地对孩子威胁、打骂，或者采用威压的方式制服孩子，时间久了，这些教养方式都会对孩子造成一定的恐惧心理，不利于孩子的健康恢复。

（六）良好的沟通

良好的沟通不仅能建立和谐的家庭环境，还能让孩子对父母产生信任感，有助于缓解孩子的恐惧与焦虑。

二、家庭调护要点（中医）

下面为家长介绍几种方便易学的食疗方，辅助家长帮助孩子减轻惊恐障碍发作的程度。

橘皮粥

原料： 橘皮50 g（研细末备用），粳米100 g。

做法： 粳米淘洗干净放入锅内，加清水，煮至粥将成时，加入橘皮，再煮10分钟即成。

功效： 理气运脾、舒肝顺气。适用于肝气郁滞证者。

菊花鸡肝汤

原料： 银耳15 g，菊花10 g，茉莉花24朵，鸡肝100 g。

做法： 银耳洗净撕成小片，清水浸泡，菊花、茉莉花温水洗净，鸡肝洗净切薄片备用，将水烧沸，先入料酒、姜汁、食盐，随即下入银耳及鸡肝，烧沸，打去浮沫，待鸡肝熟，调味再入菊花、茉莉花稍沸即可。可佐餐食用。

功效： 疏肝清热，健脾宁心。适用于肝郁脾虚证者。

小麦桂圆粥

原料： 小麦100 g，红枣25枚，桂圆肉25 g，糯米100 g，白糖适量。

做法： 将小麦淘洗干净，加热水泡胀，倒入锅中，加水煮熟，取汁水，加入淘洗干净的糯米、洗净去核的红枣和切碎的桂圆肉，用大火烧开后转用小火煮成稀粥，调入白糖即成。每日早、晚两次食用。

功效： 疏肝健脾，清热除烦。适用于肝郁脾虚证者。

山药熟地粥

原料： 山药50 g，熟地黄20 g，石菖蒲20 g，大枣10枚。

做法： 将山药、熟地黄、石菖蒲、大枣加水同煮，待熟烂后服用。

功效： 温补心胆。适用于心胆气虚证者。

莲子百合煲瘦肉

原料： 用莲子（去芯）20 g，百合20 g，猪瘦肉100 g。

做法： 将莲子、百合、猪瘦肉，加水适量同煲，肉熟烂后用盐调味食用，每日1次。

功效： 清心安神，益气养阴。适用于阴虚证者。

红枣合欢粥

原料： 红枣10枚，合欢花20 g，芡实100 g，莲子100 g，薏苡仁100 g，红糖少许。

做法： 将红枣去核，芡实、薏苡仁、莲子煮沸，加入合欢花，小火熬制成粥。

功效： 疏肝解郁，益气安神。适用于肝气郁滞证者。

第八节　如何预防特定恐怖症

特定恐怖症的发生与许多因素相关，比如社会因素、家庭因素，以及自身的心理因素等。因此，要预防特定恐怖症的发生，可以从以下三个方面进行：

一、社会因素

儿童主要的社会舞台就是学校，主要的社交对象就是学校的老师和同学。因此，培养儿童良好的社交能力就显得尤为重要。教会孩子如何与老师相处、如何与同学及朋友相处，孩子就会变得自信、勇敢，从而减小特定恐怖症发生风险的。

二、家庭因素

家庭因素主要包括和谐的家庭环境、正确的教育，以及教养方式、良好的沟通等。父母间及父母与孩子间的和谐相处能够减少孩子的心理压力，父母每天花一定时间与孩子玩耍、沟通，是促进家庭和睦的重要手段。除此之外，正确的教养方式及良好的沟通有利于孩子的心理健康成长。

三、自身心理因素

相比一个心理健康的孩子，心理不健康的孩子患特定恐怖症的风险大大增加。因此，加强孩子的自身修养也很重要。例如，培养孩子的兴趣爱好、锻炼孩子的动手能力、培养孩子的独立自主能力等，都是加强孩子自身修养的方法。通过以上方法，孩子的心理承受得到增强，从而减小特定恐怖症发生的风险。

（杨昕雨　方宇敏　李　英）

第四章 社交焦虑障碍

第一节　什么叫社交焦虑障碍

　　薇薇，女孩，16岁，高职二年级。一年多来，渐渐回避公开表演，与同学或外人在一起时，容易紧张、出汗、语无伦次，出门需要家人陪伴，睡眠浅，易疲乏。来访者是独生女，父母健康，从小与父母、祖父母一起生活，家庭经济条件中等。从小成绩优秀，中考时发挥失常，没有考上理想的高中，进入高职学校后，时常感到后悔和羞愧。在学校舞蹈课中，无法在班级同学面前独自一人表演（歌唱或舞蹈），担心自己会出错，本来练得非常熟练的动作显得非常僵硬，出现明显的紧张、害怕，感到痛苦和自责。在与同学的交往和互动中，会担心别人关注自己的身体、穿着、表情等，感到不自然，多次因无法控制紧张和难受的情绪，中途停止出行并返回家中；在乘坐公交车时，也因在乎别人的目光，而选择回避所有人视线的位置，比如最后一排的角落，有时甚至会担心别人看着自己而等到所有人都下车后才离开座位；路过操场时，担心在运动的同学看到自己而感到紧张，从而急促、慌乱地跑进教室。来访者没有烟、酒等不良嗜好，排除物质滥用和药物等生理效应。

　　社交焦虑障碍又称社交恐惧症，是一种常见的焦虑症，其特征为在社交情境下表现出对尴尬、羞辱和他人负面评价的强烈恐惧，以及避免这种恐惧情境的倾向。《精神障碍诊断与统计手册》第 5 版（DSM–5），将社交焦虑障碍归入"焦虑障碍"，需要说明的是，儿童青少年的社交焦虑障碍必须发生在同伴环境或不仅在与成年人互动时，社交焦虑障碍在儿童和青少年人群中很常见。

流行病学调查显示，社交焦虑障碍的终身患病率为 13%，平均发病年龄为 15.5 岁，儿童诊断年龄为 8 岁，在西方社会中青少年患病率为 5%~15%。我国学者调查发现，儿童社交焦虑障碍的发生率为 15.2%~16.4%。因为每天都会面对不同的社交状况，社交焦虑障碍常常导致患儿产生严重的痛苦感受和功能损害，这种功能障碍会影响到患儿的社交层面（比如人际关系的发展）和非社交层面（比如工作面试、参加课程和会议等）。如果不及时进行治疗，慢性持续的社交焦虑障碍还可能造成个体的悲观情绪、酒精等物质滥用情况，对个体的身心健康造成重大的影响。

虽然社交焦虑障碍在儿童和青少年中较为常见，但是值得关注的是，绝大多数患有社交焦虑障碍的儿童和青少年都没有得到家长、老师或专业人士的理解和认可。这可能存在三个方面的原因：一是疾病本身方面。患有社交焦虑障碍的儿童青少年高度关注别人对他们的看法，因此他们往往不会以引起别人注意的方式"行动"，因此患儿在同伴、家长等面前往往是"隐身"的，除非病情进展让他们无法上学或出门，否则家长和老师不会发现或重视到患儿的病情；二是社会环境方面。很多家长和老师都把这一类孩子看作是"害羞的"或"内向的"，甚至孩子出现了回避和退缩的行为，家长仍然认为是患儿性格或者情绪的问题；三是诊断评估方面。大多数老师、家长，甚至医生，对社交焦虑障碍的认识还不足，且患儿自身的表达能力有限，并且社交焦虑障碍常伴发其他情绪和行为障碍，其中有些症状比如心情差、易怒、头晕等症状在不同疾病之间是重叠的。所以事实上，大多数社交焦虑障碍患儿都无法得到及时的诊断和治疗。

第二节　社交焦虑障碍患儿的表现

一、常见症状（西医）

个体在社交环境中，担心自己被评价为脆弱、不理智、愚蠢、乏味、令人生畏、肮脏等负面词汇，在身体上会表现出焦虑症状，比如脸红、发抖、流汗、结巴或呆滞等，这些会进一步加重个体对社交情境的回避反应。例如，担心脸红的个体可能会避免当众表演，避免强烈的灯光或者讨论亲密的话题；害怕流汗的个体可能会避免温暖的环境或者吃辛辣的食物；害怕手抖的个体可能会避免在公共场所进食、书写或伸手取物等。社交情境几乎总能引起来访者的害怕或焦虑，因此这种害怕和焦虑是一贯性的而非偶发的，病程持续超过6个月。个体通常还会表现出"预期焦虑"，即在某些社交情境到来之前就开始出现焦虑的体验，从而回避令自己害怕的情境，或者带着强烈的害怕或焦虑去忍受情境。比如在之前的案例中，女孩因为准备一周之后的舞蹈汇报，就开始担心自己会不会被同学和老师评头论足，担心自己会不会出错而被大家嘲笑，甚至通过减少与同学一起外出从而回避社交情境。

二、证候辨识（中医）

（一）肾阴亏虚证

小磊，男孩，13岁，初中一年级学生。小磊是农村长大的，家里排行老三，有两个姐姐。既往无重大身体疾病史和家族遗传病史。父母与邻里关系处理得不好。小学五年级时，他和邻居孩子打架，两方父母也因此打在一起。从此，父母不允许他跟邻居孩子玩，告诉他"不交往就不会有问题"。活泼爱动的他变得沉默寡言了，跟其他同伴的交往也很少。对自己要求很严格，要求自己一定要比邻居孩子做得好，但成绩却不断下降。有次被老师叫到黑板前做题出错，同学们笑话他，他感到很羞愧，当时恨不得找个地洞钻进去。从那以后，做很多事情都会感到紧张，脑子里想好了手却紧张得写不出字来，走路时会紧张，说话时会紧张，特别是当众发言，有时紧张得都说不出话来。本来打乒乓球打得不错，可参加比赛时如果有同学围观，就打得一塌糊涂，感觉自己很无能。很少与人交往，害怕与人交往，与同学关系一般，自己内心感到越来越孤独，情绪时好时坏，影响了学习，感到痛苦，平素有腰背酸软、失眠盗汗、难以入睡、手足心发热等症状。

患儿平素有腰背酸软、失眠盗汗、难以入睡、手足心发热，为肾阴亏虚的表现。小儿生理特点为"心肝有余，肺脾肾常不足"，该患儿处于第二个生长发育高峰期，身体发育迅速，肾脏更容易出现相对亏虚的表现。加上生活中父母不恰当的教育方法及学校中被同学取笑的经历，使得患儿常常不自信，害怕自己做得不好。恐则气下，因此使患儿肾气受损加重，进一步导致惊恐症状加重。本型舌脉可见舌质红，舌体偏瘦，苔少，脉细数。

（二）心脾两虚证

鹏鹏，男孩，14岁，某重点中学初二学生。自幼身体健康，无重大躯体疾病史，家族无精神病史。患儿见人紧张、害羞、害怕，难以自控，病情加重两年多。他几乎不与人主动讲话，被动与人讲话时不敢看对方，眼睛躲闪，像做了亏心事。一说话脸就发烧，心怦怦跳，好像全身都在发抖，最怕接触女生。也害怕老师，常常因为紧张，对老师所讲的内容不知所云。由于这些毛病，他极少去社交场所，很少与人接触。自己曾力图克服这个毛病，用理智说服自己，用意志控制自己，但作用就是不大。这些问题已严重影响了他在各方面的发展。上课不能集中注意力，常感心悸心慌，汗多，气短，身倦乏力，不思饮食，时有腹胀腹痛，大便稀，小便清长，面色苍白。舌质淡红，苔白有齿痕。

患儿自幼容易紧张，情志不畅导致心脾二脏受损。上课注意力不能集中，常感心悸心慌，汗多，气短，面色苍白，这是心气不足的表现。中医认为心藏神，脾统血，脾虚则血虚，不能荣养心神，心神失养，故见心悸心慌、上课注意力不集中；心之华在面，心血亏虚，无力荣养颜面，故见面色苍白。身倦乏力，不思饮食，时有腹胀腹痛，大便稀，小便清长，为脾失健运的表现。脾胃乃全身气血生化之源，脾气虚则水谷精微物质不能化生，人体组织失养，故见上述症状。舌质淡红，苔白有齿痕，也是心脾两虚之象。

（三）肝郁气滞证

雯雯，女孩，11岁，小学六年级。近2年来，她与人接触交往时表现腼腆、害羞、不自然和紧张。只要父母的同事来访，她就把自己关在房内，从不主动喊人。上课时从不主动发言，被老师点名回答问题时，站起来后目光不敢看老师，声音低微，满脸通红。不敢在公共厕所里小便，有人在旁边就排不出尿。非常害怕成为别人的关注焦点，不愿意别人看着自己写字、吃东西和做手工活。患儿知道自己的害羞是不应该、不必要、没道理的，可就是控制不住自己。2年前在学校不小心跌倒，露出内衣，自此总认为同学们因此而嘲笑她，瞧不起她，不敢对视别人的眼睛。围产期和幼年生长发育正常。成绩有所下降，性格内向，敏感。有一表兄患社交焦虑障碍。内科及神经系统检查无其他阳性发现。女孩每天精神郁闷，心情焦躁，情绪不宁，有时觉得自己胸闷气促、呼吸困难，容易发怒，时有叹气，在家有时焦虑不安，口干口苦，失眠头痛，大便干，小便黄。

此患儿社交时拘谨敏感，性格内向，为肝气郁滞的表现。女子以肝为本，肝藏血，肝主疏泄，条畅全身气机。肝之气机失调，肝气上逆，可见焦虑不安、心情焦躁、情绪不宁、失眠头痛，容易发怒；肝胆互为表里，在生理病理上关系非常密切，肝气不舒，则胆汁分泌异常，故见口苦口干；肝经循行环绕胸胁，肝经运行不畅，气机不调，可见胸闷不舒，此为肝郁气滞证之体现。本型可见舌质红，苔黄，脉弦数等表现。

（四）心肝火旺证

小阳，男孩，18岁。大一新生，不敢跟人接触，不敢与别人对视，常常脸红。畏惧与人交往，包括同寝室室友，甚至上课的时候都不敢和老师对视，会脸红，总感觉他人对自己有看法。小阳的家庭环境比较特殊，自幼父母关系不好，父亲有外遇，常年不回家，患儿与母亲和奶奶一起生活，奶奶比较强势，与母亲常常闹矛盾。由于家庭环境的影响，患儿自小对女性有畏惧情绪，有同性恋倾向。小学时，因家庭搬迁转学，到新环境中被欺负，曾经一度有过不愿意与人交往的类似症状，成绩也受到影响。渐渐适应环境，高中时情况好转。上大学后各方面不适应，重新感觉到像小学时一样无助、焦虑。患儿体型偏瘦，易发怒，精力旺盛，易冲动，口干口苦。舌质红，苔黄，脉弦数。

患儿年轻气盛，情绪比较复杂，既内向又烦躁焦虑，还自认为是同性恋。中医认为心藏神，统领一切神志活动，肝主疏泄，条畅全身气机情志，疏泄太过则心肝火旺，故见易怒，冲动，肝火旺则口干口苦，火旺伤阴，故患儿体型偏瘦，舌质红，苔黄，脉弦数为心肝火旺证之象。

第三节　社交焦虑障碍是怎样形成的

一、生物学因素

（一）遗传因素

社交焦虑障碍有明显的家族聚集性，患儿的一级亲属社交焦虑障碍发生率（16%）明显高于无社交焦虑障碍的对照组（5%），同卵双生子的同病率为24.4%，而异卵双生子的同病率为15.3%。成人患者的子女患病率也明显提高。近年来，随着分子遗传学研究的发展，血清素转运蛋白（比如5-HT和5-HTT）和多巴胺受体的密度，被证实参与了社交焦虑障碍和广泛性焦虑障碍的发病机制。虽然这些数据提示了社交焦虑障碍的遗传易感性，但是大多数患儿的一级亲属并没有这种疾病，因此社交焦虑障碍的病因还涉及一些其他因素。

（二）神经发育因素

神经影像学研究发现社交焦虑障碍的边缘系统和旁边缘系统活动性增强，很多研究都发现了杏仁核的功能异常。最近的研究发现社交焦虑患儿存在高度自我关注的倾向，功能磁共振成像研究发现高社交焦虑的个体与低社交焦虑个体相比，在内侧前额叶皮质、颞顶叶交接区出现了活动增高的现象。最近的脑网络研究也发现，默认网络、执行网络、小脑等脑区的活动也是导致社交焦虑障碍发生的因素，并且小脑的连接网络可以预测患者在接受团体认知行为治疗以后的反应。

二、心理与社会因素

一般认为童年时期的性格内向、社交抑制、回避等气质类型可能是社交焦虑障碍的危险因素。虽然社交焦虑障碍的平均发病年龄在15岁左右，但是害羞的特质可能在幼儿21个月龄时就已经显现出来。有研究采用"行为抑制"来描述某些婴儿和年幼儿童对人物和物品表现出的回避倾向，这些儿童常常表现出容易受到激惹、容易焦虑、失眠、过度警惕等。曾经有调查显示，高行为抑制的儿童更容易出现广泛型社交焦虑障碍，但与正常受试者相比，他们在特定恐惧、分离焦虑或表演焦虑上并未出现更高的患病率。此外，行为抑制可能与社交焦虑障碍的高负性情绪和低正性情绪有关。行为抑制儿童具有较低的生理反应阈值，高负性情绪的特征是在新环境和面对陌生人时过度的生理反应；低正性情绪的特征是回避新环境和陌生人，或在此情况下出现较少的积极情绪。

三、环境因素

社交焦虑障碍的发展还需要考虑儿童晚期到整个青春期个体的原生家庭、符合性别的行为整合、浪漫关系和性兴趣的出现，以及自我的整合和发展。最常被认为参与社交焦虑障碍的因素是家庭环境和生活经历，尤其是父母的过度批评和约束，同伴排斥和创伤经历，以及在社会评价环境中的恐慌经历和体验。这些经历都可能引起情绪负性反馈环路——焦虑、回避行为、潜在的社交能力缺陷。社交焦虑障碍成人的回顾性研究发现，他们认为自己的父母逃离社会，与亲戚和朋友几乎没有交流。也许父母的这些行为可以归因于社交焦虑，父母过分依赖于他人认可或缺乏沟通和情感表达，也可能导致孩子的社交能力低下。避免自己的孩子接触新的社会环境，焦虑的父母可能将他们本身的社交恐惧传递给孩子，从而导致社交焦虑障碍的发生。

对青少年来说，社交创伤包括在教室发言中脸红、被同伴欺凌、在公开场合被爱慕对象拒绝等也可能造成社交焦虑障碍。近年来，校园欺凌的报道屡见不鲜，同伴的戏弄和欺负已经被证明与社交焦虑和社交回避有密不可分的联系。很多社交焦虑障碍的成人表示，曾经被嘲笑、被欺负的童年经历是他们恐惧和回避模式形成的关键。从进化的角度来看，社交焦虑可能是一种自适应的预警系统，旨在确保社会联系的强度，当我们的行为或环境中的社会危险性增加时，社交焦虑会对我们进行警示。然而，当情境性社会焦虑与上述任何生理或心理风险因素同时存在时，这一预警系统可能出错并导致我们出现病态的心理反应。

【中医的观点】

社交焦虑障碍归属于"七情致病"之"恐"的范畴，多由七情过度及脏腑功能失调所致。肝主疏泄，喜条达，对情志有疏通条畅的作用。肝失疏泄，气机逆乱则心烦易怒，胸闷、胁痛或肝病及脾，脾失健运，气血生化乏源，脾不存意，则注意力不集中、焦虑不安、神倦乏力、纳呆便溏，心为五脏六腑之主，而心所藏之神也是魂、魄、意等其他诸脏所主神志活动的统领，神的清明安健有赖于心的气血濡养，若七情不遂，或脏腑虚损而致心火旺盛、神为火扰或气血不足、心神失养，心血不足或心血运行不畅则心烦意乱、躁扰不宁、失眠多梦；肾藏精，精舍志，若素体先天之本不足，肾志本弱，或情志刺激过激过久，均会导致肾志缺坚，而表现为思考、做事效率下降，精力专注的持续时间缩短，或难以集中精力完成健康状态下可轻松完成的工作，缺乏自信，不能进行正当的社会交往。总之社交焦虑障碍在临床中应常辨虚实，或因实致虚，或因虚致实，病位主要在肾、肝、心、脾。

第四节　社交焦虑障碍对患儿的影响

一、对人际交往的影响

社交焦虑障碍患儿在行为评估任务中会表现出更多的焦虑和更差的社交表现，而社交焦虑障碍患儿则更容易被忽视，难以得到积极的评价。社交焦虑障碍患儿会表现出对拒绝的敏感性，亲密关系更少，来自同辈的社会支持和接受度也更低。

二、对学业的影响

亲子互动方式、同伴关系、感知和想象的社会威胁都在社交焦虑障碍的维持中起到负强化作用。对于年幼的孩子，父母常常会找一个借口来帮助他们回避社交场景，这种做法的不良后果是——避免应对模式会对发展任务产生有害的影响，并且随着年龄的增长而更加困难。社交焦虑障碍患儿可能出现越来越多的负面情绪、自我效能低下和逃避行为增多等情况，对其社会功能产生深远的负面影响。

第五节　社交焦虑障碍的识别与诊断

一、筛查与评估

社交焦虑障碍的基本特征是对社交情境的显著或强烈的害怕和焦虑，患儿会不断担心自己的外貌和表现可能遭到他人负面的评价，表现出极力回避害怕的社交场景，在无法回避时则表现出强烈的焦虑症状，比如脸红、发抖、出汗、尿频、头痛、胃肠道不适、心跳加快等。患者的躯体症状无相应器质性病变基础，且持续时间超过6个月，严重损害其正常的社会功能，比如无法正常上课、无法面对同伴进行表演活动，甚至有自杀的观念。社交焦虑障碍的有关特征包括：

1. 缺乏自信、自我效能感低；

2. 在社交环境或陌生人面前表现极少的目光接触，声音音量微弱、音调缺乏变化，对话中很少参与开放性话题；

3.避免社交接触的情境，比如不愿意参与班级的活动和管理，在休息时少与同伴游戏，在职业目标上倾向不需要社交的工作；

4.通常在家庭环境中缺乏支持和理解。

二、诊断与诊断标准

《精神疾病诊断与统计手册》第5版（DSM-5）中关于社交焦虑障碍（社交恐惧症）的诊断标准指出，患儿需满足以下行为特征：

A.个体由于面对可能被他人审视的一种或多种社交情况时而产生显著的害怕或焦虑。例如，社交互动（对话、会见陌生人），被观看（吃、喝的时候），以及在他人面前表演（演讲时）。

注：儿童的这种焦虑必须出现在与同伴交往时，而不仅仅是与成年人互动时。

B.个体害怕自己的言行或呈现的焦虑症状会导致负性的评价（即被羞辱或尴尬；导致被拒绝或冒犯他人）。

C.社交情况几乎总是能够促发害怕或焦虑。

注：儿童的害怕或焦虑也可能表现为哭闹、发脾气、惊呆、依恋他人、畏缩或不敢在社交情况中讲话。

D.主动回避社交情况，或是带着强烈的害怕或焦虑去忍受。

E.这种害怕或焦虑与社交情况和社会文化环境所造成的实际威胁不相称。

F.这种害怕、焦虑或回避通常持续至少6个月。

G.这种害怕、焦虑或回避引起有临床意义的痛苦，或导致社交、职业或其他重要功能方面的损害。

H.这种害怕、焦虑或回避不能归因于某种物质（例如，滥用的毒品、药物）的生理效应，或其他躯体疾病。

I.这种害怕、焦虑或回避不能用其他精神障碍的症状来更好地解释，例如，惊恐障碍、躯体变形障碍或孤独症（自闭症）谱系障碍。

J. 如果其他躯体疾病（例如，帕金森氏病、肥胖症、烧伤或外伤造成的畸形）存在，则这种害怕、焦虑或回避则是明确与其不相关或过度。

三、鉴别诊断

（一）正常的害羞

害羞是一种社会适应性功能，也是常见的人格特质。儿童正常的害羞会随着对环境的熟悉和年龄的增长而逐渐减少，并不会影响其社会功能。在儿童发展期，由于社交技能和技巧的缺乏而出现社交焦虑也是正常现象，但是如果症状和功能损害符合社交焦虑障碍的诊断标准时，则应诊断为社交焦虑障碍。社交焦虑障碍的焦虑水平往往与其年龄发育不相符，并且会持续很长的时间。

（二）广泛性焦虑障碍

广泛性焦虑障碍患儿也会出现对社交的担忧，特别是儿童青少年会过度担忧他们社交表现的质量，但是这种担忧在非社交情境下也会出现，并且并不聚焦于他人的负面评价，而社交焦虑障碍患儿主要集中在社交表现和他人评价。

（三）孤独症谱系障碍

孤独症谱系障碍的核心症状是社会交往障碍、交流障碍（包括言语交流障碍和非言语交流障碍）、兴趣狭窄和刻板重复的行为方式，在社会交往方面存在质的缺陷，他们不同程度地缺乏与人交往的兴趣，也缺乏正常的交往方式和技巧。而社交焦虑障碍的患儿在熟悉的人和环境下，交往的兴趣和质量是正常的。孤独谱系障碍的患儿还存在刻板、局限和重复的行为。

（四）分离焦虑障碍

分离焦虑障碍的个体可能回避社会环境（比如拒绝上学），担心与依恋对象的分离，当有依恋对象陪同时，即便与不熟悉的人或在新环境下也不会出现焦虑反应。而社交焦虑障碍患者在社交情境发生在家里或者有依恋对象在场时，仍会出现焦虑反应。

（五）抑郁障碍

有抑郁障碍的患儿是由于情绪低落、兴趣减退、动力下降等原因而不愿意与人交往，与社交焦虑障碍相同的是他们的自我效能感也较低，但具体的体验是感到自己很糟糕、让别人失望或不值得被喜欢，而社交焦虑障碍患者担心的是他们特定的社交行为或外貌特征被他人负面评价。两种疾病有较高的共患率。

（六）精神分裂症

社交恐惧和不适也可以作为精神分裂症的一部分症状，表现为孤僻、退缩，但是往往也存在其他精神病性症状，比如幻觉、妄想，听到不存在的声音与他（她）讲话，怀疑被人议论或怀疑被人害等症状。

（七）广场恐怖症

广场恐怖症患者害怕和回避社交情境（比如人多的场所），因为担心发生惊恐样症状，担心可能难以逃离或无法获得及时救助，而社交焦虑障碍患者更担心他人的负面评价。

（八）其他精神障碍

社交恐惧和不适也可以作为其他精神疾病的症状，比如进食障碍、强迫症、惊恐发作等，但是这些疾病的焦虑和担心还存在其他来源，而社交焦虑障碍的社会功能受损主要来自于社交恐惧和担心他人负性评价。

第六节 怎样治疗社交焦虑障碍

一、治疗原则

儿童青少年社交焦虑障碍的治疗主要采用社会心理干预，病情特别严重或合并其他心理疾病时，可以考虑药物治疗。目前报道的社会心理治疗干预方法包括暴露疗法、认知行为治疗、合理情绪治疗和自我指导训练、放松训练、社交技能训练、暴露结合社交技能训练、暴露结合认知治疗等。其中，认知行为治疗被认为是疗效最确切的治疗方法。

二、治疗方案

（一）心理治疗

最近的一项Meta分析（荟萃分析）显示认知行为治疗的效应大小为中度到高度；更长的治疗次数或治疗周期可以提高有效率；父母是否参与治疗、接受治疗的年龄并不会影响治疗的效果。使用社交技能训练可以提高治疗效果；使用非结构社交时间治疗无法明显提高效应大小，但是可以提高个体的自尊和自我效能感。在学校环境下的认知行为治疗干预效果优于临床环境，认知行为治疗效果可以维持较长时间，并能改善抑郁症状和广泛性焦虑症状。本书将重点介绍认知行为治疗的治疗方案。

（二）药物治疗

事实上，很少有研究调查药物对儿童青少年社交焦虑障碍的治疗效果。有一些关于儿童焦虑障碍使用5-羟色胺再摄取抑制剂类药物（比如氟西汀）的报道。由于缺乏对社交焦虑障碍患儿药物治疗的安全性和有效性数据，临床医生一般参考成人社交焦虑障碍治疗循证证据，采用的5-羟色胺再摄取抑制剂类药物（比如舍曲林、艾司西酞普兰）、5–羟色胺及去甲肾上腺素再摄取抑制剂类药物（比如文拉法辛）。需要指明的是，这些药物对成人社交焦虑障碍有效，但在儿童青少年人群中使用的疗效和安全性的循证证据不充分。此外，在用药的情况下，需要密切关注这些药物的副作用，特别是服药早期出现的胃肠道不适等症状。

（三）其他治疗

目前，游戏治疗中的沙盘游戏在学校及心理工作室中得到越来越广泛地推荐。研究表明，沙盘游戏能够有效地缓解参与者的社交焦虑情绪，同时可以改善其生活质量。在沙盘游戏的过程中，可以反映参与者的焦虑障碍的严重程度及其担心、害怕的内容，从而帮助治疗师在之后的游戏中有效地引导受试者参与社交，从而缓解患儿的社交焦虑障碍。

（四）中医治疗

社交焦虑障碍的临床表现归属中医情志中"恐"的表现范畴，可以按"恐"论治。关于"恐"的治疗方法，《黄帝内经》认为可针灸取肾经。比如《灵枢经脉》云："肾足少阴之脉，……气不足则善恐，心惕惕如人将捕之。……虚则补之，热则疾之，寒则留之"。意思是指肾气不足，肾精虚衰会引起恐证，可取足少阴肾经穴位，用补法或留针法针之，使肾气充实，肾精不衰，作强之官得复其常，则恐惧自然消失。可见古人对"恐"病的来源和治疗多从肾气不足出发。

1. 辨证治疗

（1）肾阴亏虚证

治法：滋补肾阴，疏肝解郁。

主方：六味地黄丸加减。

常用药：生地黄、山茱萸、龟板、天冬、山药、丹皮、栀子、泽泻、茯苓、柴胡、芍药、当归。

（2）心脾两虚证

治法：健脾益气，养心安神。

主方：归脾汤加减。

常用药：人参、白术、茯苓、黄芪、远志、酸枣仁、龙眼肉、茯神、当归、木香、芍药、炙甘草。

（3）肝郁气滞证

治法：疏肝解郁，行气导滞。

主方：柴胡疏肝散加减。

常用药：当归、柴胡、白芍、枳壳、郁金、香附、厚朴、薄荷、茯苓、白术、石菖蒲、远志、大枣、甘草。

（4）心肝火旺证

治法：疏肝泻火，清心安神。

主方：龙胆泻肝汤加减。

常用药：龙胆草、栀子、黄芩、柴胡、生地黄、泽泻、当归、车前子、小通草、甘草。

2. 中成药

（1）**归脾丸**　用于心脾两虚证。

（2）**六味地黄丸**　用于肾阴亏虚证。

（3）**越鞠丸**　用于肝郁伤脾证。

（4）**左归丸**　用于肾阴亏虚证。

（5）**逍遥丸**　用于肝郁脾虚证。

3. 针灸治疗

（1）体针

重视调养心神，常取神门、心俞、三阴交、百会、印堂等穴。另取双侧体穴的内关、合谷、足三里、三阴交、太溪、行间、阳陵泉、风池，用平补平泻手法。心脾两虚重点针刺心俞、脾俞、三阴交；阴虚火旺重点针刺太溪、太冲、涌泉；肝郁化火重点针刺行间、太冲、风池。每日或隔日1次，每次留针20分钟，10次为一个疗程。

（2）耳针

《灵枢经脉》曰："耳为宗脉之所聚"，常取耳穴神门、心穴、皮质下三穴合用，有镇静安神之效。比如取醋浸泡过的中药王不留行籽，贴压耳部心、肾、神门、皮质下、肝。每日用手按压贴穴不得少于10次，每周更换1次贴豆。

4. 推拿治疗

《保婴神术》是现存最早的关于小儿推拿的记载，其中指出："夫小儿之疾，并无七情所干，不在肝经，则在脾经；不在脾经，则在肝经，其疾多在肝、脾两脏。"小儿情志是否舒畅，主要责之于肝的疏泄功能。不仅如此，在小儿推拿手法当中，清肝经可治疗急、慢惊风，揉小天心可安神镇惊，补脾经可活血顺气等，均体现了小儿推拿疗法对于小儿情志疾病的直接干预和治疗手法。推拿治疗具有一定的心理作用，具体体现在两个方面：一是手法的外源性刺激引起患者心理活动，二是手法的刺激引起了局部的内源性刺激，调节高级中枢，改变情绪、认知等。尤其在小儿推拿疗法中，推拿手法的运用，一般以推法、揉法、运法次数居多，按法、捣法次数宜少，摩法时间较长，掐法则少。不难看出，小儿推拿的手法大多刺激量较轻、舒适感较强，这不仅可对患儿的疾病进行相应治疗，还可以给患儿带来心理上的愉悦感，放松身体，从而解除心理上的应激状态。另外，通过抚触小儿皮肤能满足患儿被爱的需要，从而产生良好的心境，减少焦虑等不良心境的产生，促进机体生长发育，提高抗病能力，从而达到治疗和预防疾病的目的。

（1）推拿

让患儿采取坐位姿势，医生站其身后，重点用拇指按揉百会穴（在头顶正中心，当前发际上五寸，后发际上七寸）、四神聪（百会穴前后左右各1寸，共4穴）等头部穴，然后用五指拿法从头顶拿至风府（位于后发际正中直上1寸），最后按揉双侧风池穴（在项部，当枕骨之下，与风府相平，胸锁乳突肌与斜方肌上端之间的凹陷处）。治疗时间约6分钟，以起到疏通经络，宣通散结的作用。

（2）穴位按摩

腹部按揉、摩法取穴主要选取任脉上的气海、关元，足厥阴肝经上的章门、期门等小腹部和胁肋部的腧穴为主，同时配合背部肝俞、胆俞穴，采用俞募配穴的原则加推拿的手法，来促进人体气机舒畅，尤其是疏通肝经气血。同时，还可以辅以督脉的百会、风府二穴来解郁安神，标本同治。

第七节　家庭康复要点

一、家庭健康教育

父母在整个心理治疗干预过程中发挥了重要作用。首先，父母的心理问题可能是孩子社交焦虑障碍的病因之一，原生家庭的焦虑情绪会影响到儿童青少年社交焦虑障碍的发生和发展。其次，在部分认知行为治疗的方案中，会设置专门的父母会谈治疗，尤其是在认知重塑和暴露治疗中，更需要父母的参与和协助。第三，治疗师在治疗过程中只是陪伴孩子走出社交恐惧和帮助他们发展出适应性应对策略，并不是成为父母的替代品。因此，在治疗中需要综合考虑到患儿的家庭、社会、学校环境，其中获得家庭的支持尤为重要。

二、家庭调护要点（中医）

下面为家长介绍几种方便易学的食疗方，帮助家长为孩子们调理身体。

酸枣仁粥

原料： 酸枣仁10 g，熟地黄10 g，粳米100 g，白砂糖适量。

做法： 将酸枣仁、熟地黄水煎取汁，纳入大米煮粥，待粥熟时加入白糖适量，再煮1~2分钟即成，每日1剂，连续服用3~5周。

功效： 养肝血，宁心神。适用于心脾气血两虚证者。

枸杞枣仁汤

原料： 酸枣仁10 g，枸杞子15 g，百合10 g，红枣5枚。

做法： 将酸枣仁用纱布包好，与枸杞子、百合、红枣同放入锅中，加水适量，用中小火煮至百合酥烂为度。温热服之，每日1剂，连续服用3~5周。

功效： 滋补肝肾，育阴潜阳。适用于肝肾两虚证者。

菊花粥

原料： 菊花50 g，糯米100 g，白糖，清水。

做法： 将菊花洗净，置入砂锅中，注入清水，将菊花煎汤。淘净糯米，加入菊花汤中，旺火、烧滚，约45分钟煮成后，加入适量白糖调匀即可食用。

功效： 泻肝火、清肠胃、利五脉、调四肢、养肝血。适用于肝郁化火证者。

白扁豆山药粥

原料： 白扁豆100 g，山药100 g，粳米少量。

做法： 将白扁豆、山药洗净，加水煮沸，加入粳米同煮成粥。每日2~3次，温热食。

功效： 健脾益气。适用于心脾两虚证者。

百合银耳枸杞羹

原料： 百合50 g，银耳100 g，枸杞50 g，冰糖少量。

做法： 将银耳水发，百合放入砂锅中煮沸，再加入银耳大火熬煮，约30分钟后，转小火，放入枸杞、冰糖，熬制10分钟左右，每日2~3次，温热食。

功效： 益气养阴，安神定志。适用于心肝两虚证者。

莲子面鱼

原料: 面粉 500 g,莲子 100 g,枣泥 25 g,白糖 500 g,鸡蛋 5 个,花生油 25 g。

做法: 将莲子去芯煮至发软,捣烂成泥备用,鸡蛋去壳搅成蛋浆,再依次加入白糖、面粉、枣泥、莲肉并搅至均匀。擀成面片状,放入蒸笼中蒸 50 分钟,熟后即可食用。

功效: 健脾益胃,养血安神。适用于心脾两虚证者。

第八节　如何预防社交焦虑障碍

儿童青少年时期被认为是个体身份形成和社会技能发展的关键阶段,在这一阶段,儿童青少年对同伴的接受和身体形象的关注成了重要问题。因此,父母应在儿童和青少年成长过程中多给予支持性的环境和正确的教养方式,自身树立积极认知观念和正性归因方式,在孩子出现社交焦虑障碍的迹象时,要给予更多的关注和理解。对于可能存在社交焦虑障碍的孩子,及时的游戏治疗和心理治疗能够有效地缓解其症状,必要时可进行药物干预。从社交焦虑障碍的发生和发展来看,早期诊断和早期治疗是减轻患儿发病症状,改善疾病预后的重要途径。

（王苏弘　李　英）

第五章 惊恐障碍

第一节　什么叫惊恐障碍

　　小萱，女，17岁，高二在读。既往健康，无重大躯体疾病史，家庭基本和睦，家族中无精神病史。

　　孩子自述：我的性格很急躁，平时很容易紧张，对自己的学习要求高。一年前的一个晚上，我在家里写作业的时候，突然感觉心慌、出汗、全身没力气，感觉喘不上气来，有一种自己要死了的感觉，但是我很清醒，在爸爸的陪同下我去了医院急诊科，到医院之后我不舒服的感觉就慢慢减少了，但是医生还是要求我做了一些检查。心电图提示窦性心动过速，血压、血糖都正常，在急诊科观察了两个小时都没有不舒服的症状就回家了。可是从那以后，不知道为什么，每隔两周就会发生一次类似的感觉，每次发作前也没有明显预兆，有时在上课或者逛街时也会突然发作，发作的时候我都是突然感觉心慌、出汗、全身没力气、喘不上气来，感觉自己要死了，但是我很清醒。期间去过好多次医院，每次都做了好多检查比如心电图、脑电图、CT检查，还抽血做了很多化验检查，结果都正常，医生都说没问题。医生每次都说让我回去尽量放松心情。最近发作的次数越来越多，有的时候每天都会发作一次，这半年我都不敢去学校上课，也基本上不敢一个人出门，害怕自己突然发作。不发作的时候我都能正常学习和生活，因为担心自己会不定时发作，就不愿意一个人行动。我自己也很苦恼不知道是什么原因，看了好多医生，

· 88 ·

最后神经内科医生建议我看心理科，判断我是不是有心理问题。

惊恐障碍又称惊恐发作或急性焦虑障碍，主要表现为突然发作的、不可反复出现的、强烈的惊恐体验，一般持续5~20分钟，伴濒死感或失控感，患者常常体验到濒临灾难性结局的害怕和恐惧，并伴有自主神经功能失调的症状。发作病程呈自限性，但是1周或1月内可发作数次。《美国精神障碍诊断与统计手册》第4版（DSM-IV）中根据惊恐障碍与广场恐惧症的伴随关系将惊恐障碍分为两类，即伴有广场恐怖的惊恐障碍和不伴广场恐怖的惊恐障碍。而《美国精神障碍诊断与统计手册》第5版（DSM-5）中取消了之前的分类，根据发作时有无线索引发将惊恐障碍分为预期型与非预期型。

儿童期惊恐障碍并不常见。惊恐障碍的起病年龄呈现两个高峰，其中青少年晚期或成年早期是第一个高峰；第二个高峰是在45~54岁。早在1985年，美国国立精神卫生研究所ECA研究中对180多名18岁以上的成人研究发现，惊恐障碍在15~19岁间呈发病高峰，这些成人患者中18%以上是在10岁前已有惊恐体验，另有7%的患者在10~15岁间有惊恐体验。美国的另一项研究显示，10~15岁的女孩中，约5.3%的人至少有一次惊恐发作。澳大利亚的研究显示，12~17岁青少年中16%的人至少有一次惊恐发作。2006年，Grant BF等进行的流行病学研究结果表明，惊恐障碍的终身患病率和年患病率分别为5%和2%。2007年，国外有研究发现大约50%的人，一生中有过惊恐发作的体验，但是只有10%的人会重复发作，最后发展成为惊恐障碍，并且女孩的发病率高于男孩。

第二节　惊恐障碍患儿的表现

一、常见症状（西医）

惊恐障碍的核心临床特征是，在无特殊恐惧刺激的情境中突然出现惊恐发作，有一种突如其来的强烈的失控感和濒死感，同时伴有心率加快、呼吸困难、头昏、胸闷、震颤等明显的躯体症状。该病通常起病急骤，终止迅速，一般持续5~20分钟，10分钟左右能够达到顶峰，数分钟至数十分钟后多能够自行缓解。如果发作频率很少，对患儿影响不大，但是如果每周都发作几次，就会给患儿造成严重的压力和功能损害。临床过程中，常将惊恐障碍分为三个部分，即惊恐发作、预期焦虑和回避行为。

（一）惊恐发作

儿童青少年惊恐障碍的发生常在安静时（非过度疲劳或确实面临生命危险时）发作，与精神紧张及应激事件有关，比如与亲人分离的焦虑、老师的批评，担心考试失利等均可诱发。该病主要表现为突然感到一种突如其来的紧张害怕和恐惧感，常带有夸张的情感反应，比如烦躁、啼哭、发抖，此时患儿伴有濒死感、大难临头；有些表现出明显的自主神经系统功能紊乱症状，比如多汗，大汗淋漓、面色苍白、麻木、发抖、坐立不安、心悸、心前区不适、心律不齐、头晕、头痛、震颤、眩晕、肌肉疼痛、胸闷、胸痛、呼吸困难、窒息感、吸气困难、气促或过度通气、口干舌燥、吞咽时喉部哽噎感、食管异物感、胃部不适、恶心、腹痛、上腹饱胀感等。部分患儿可表现出人格或现实解体。上述症状常突发突止，一般持续数分钟至数十分钟。

（二）预期焦虑

反复出现惊恐发作后，部分患儿常有紧张恐惧心理，担心再次"发病"，这种担心害怕的程度较轻，多伴有虚弱、无力，需要数小时乃至数天才能恢复。

（三）回避行为

许多患儿担心再次出现上述症状，且害怕发作后产生的不良后果，因此出现回避行为。例如，不敢上学，不敢去公共场所等。此外，儿童青少年惊恐发作常与分离焦虑障碍共存。因此，他们常常因为担心反复犯病而害怕与主要依恋对象（通常是父母）分离。

惊恐一般是由害怕和压力所致，但是惊恐发作时产生的躯体不适感往往被患儿认为是自己患有某种躯体疾病或者认为原有的躯体疾病加重了，因此更加恐慌，加大了再次惊恐发作的可能性，从而形成恶性循环。部分患儿可共患抑郁障碍或其他类型的焦虑障碍，导致自杀风险提高。研究发现，大约7%的患儿会出现自杀行为。

二、证候辨识（中医）

（一）肝郁气滞证

悠悠，女孩，15岁，初二学生。因家长认为初二是关键时期，即将面临升高中，爸爸妈妈预定的目标是省重点高中，并告知孩子若是上不了重点高中，人生将是失败，因此报名参加奥数、物理等多项课外培训班加声乐、舞蹈班。学校下课后，每天奔波于各种培训班中。近2个月来，奥数考试成绩不理想，悠悠总是担心自己考不上重点高中，上课时出现发抖、心悸心慌，焦虑不安，情绪不宁，有时感觉喉部哽咽感，每次发作时感觉自己快要死了，半小时内症状基本缓解。平素善怒易哭，总是独自一人叹气，有时还出现胸胁不舒、头晕等症。

本案例中，患儿处于青春发育阶段，面临升学压力、学习任务重、家长期望值过高，导致患儿自觉压力大，所以容易出现焦虑不安、情绪不宁。长期心情不畅，致使肝气郁结、气机不畅；气滞则心血运行不畅，心失所养，容易出现心悸心慌、心烦失眠；肝经循行胸胁，肝气不舒，故见胸胁疼痛、喜叹气，急躁易怒；肝气上逆可见头晕头痛。舌质淡，苔薄白，脉弦是肝郁气滞的舌脉特点。

（二）心胆气虚证

默默，女孩，12岁，小学六年级学生。平时胆小，性格内向。半年前，放学乘坐父亲的摩托车回家时，不幸与小轿车发生碰撞，造成轻微皮肤损伤，但女孩的父亲与轿车司机发生肢体冲突，女孩目睹事故后，当时出现惊恐、心慌、心悸、胸闷气急的症状，在医院检查后无器官损害病变。近2个月来，女孩经常出现类似的症状，严重时感觉自己要死了一样，有时像失去控制一样，持续10分钟左右，症状会完全好转。胆小，尤其不敢单独一个人在夜间中行走，晚上睡觉时必须开灯，大便时溏时干，小便少。

本案例中，患儿是一个平时就胆小、性格内向的女孩，在目睹父亲被打的刺激后，加剧了内心的恐惧感。心气虚则神无所养，不能固摄津液，可见惊恐、心悸、心慌、自汗；胆气虚则行事缺乏决断，可见做事犹豫不决，夜间睡觉时不敢关灯，对声音、光线敏感；长时间心胆气虚，会影响脾胃消化吸收功能，表现为身倦乏力，厌食少动，大便不调等症。舌质淡，苔薄白，也是心虚胆怯之象。

（三）心肾不交证

萊萊，女孩，16岁，高一学生。3个月前与同学晚自习回家时，因为在马路上与同学嬉闹，没有注意车辆，经过十字路口，被闯红灯的轿车碰伤，其中一个女同学被碰致严重外伤，女孩看见同学鲜血直流，当时即出现心悸心慌、头晕胸闷、腿软，被带到医院检查，完善心电图显示心动过速，其他生化检查未见明显异常，予以吸氧和安抚后，症状缓解。但近1月来，出现心悸、胸闷、呼吸困难、全身无力、出汗等症状，不到20分钟就自行好转，每周有2-3次类似的表现，不发作时一切正常，但担心下次再发。患儿近期常感头痛、腰酸、月经提前、经量较多。

本案例中，患儿是一个16岁的女孩，处于青春发育阶段，目睹同学车祸现场全过程，暴受惊恐，心神已损，只是暂不影响生活。之后1个月来，情志失衡严重，从而导致脏腑功能失调。心火亢进，则心烦焦虑，失眠易冲动；肾虚则惊恐不安，脑髓失养，可见头脑空痛，腰膝酸软；心肾不交，导致肝脏疏泄失调，故见月经不调，易怒易燥；舌红少苔，脉细数也是心肾不交之象。

第三节　惊恐障碍是怎样形成的

惊恐障碍的病因尚不明确，目前认为，是遗传因素、神经生化因素、社会心理等多种因素共同参与的结果。

一、生物学因素

（一）遗传因素

惊恐障碍的发病具有较高的家族聚集性。惊恐障碍一级亲属发病危险率为24.7%，远远高于正常人群。美国关于双生子的一项研究显示，惊恐障碍的遗传可能性为28%。有学者通过连锁分析对惊恐障碍的相关基因进行研究，发现多条染色体长臂异常与惊恐障碍相关。女性的患病率高于男性，可能提示本病和与性别相关的遗传因素有关。虽然目前有很多关于遗传因素的报道，但是遗传因素对惊恐障碍影响的具体病理机制尚无定论。

（二）神经生物学因素

关于惊恐障碍的神经生物学方面的研究大多集中在5-羟色胺、去甲肾上腺素、γ-氨基丁酸等神经递质。

5-羟色胺在惊恐障碍的病理生理学机制及治疗中都起着重要作用。神经影像学研究也发现，5-羟色胺与惊恐障碍的症状密切相关。

去甲肾上腺素有惊恐障碍中起一定的作用，去甲肾上腺素能神经元主要位于蓝斑核。试验证明，诱导去甲肾上腺素能神经元放电可引起恐惧和焦虑反应。研究发现蓝斑增敏剂可诱发焦虑，而蓝斑抑制剂可抑制焦虑，这些结果恰恰证明去甲肾上腺素能系统和蓝斑对焦虑症状的产生有重要作用。另外，γ-氨基丁酸是中枢神经系统内主要的抑制性神经递质，对焦虑的产生具有抑制作用。而人体大脑中的苯二氮卓类受体和γ-氨基丁酸受体紧密相连，苯二氮卓类药物激活其受体可增强γ-氨基丁酸的功能，减慢神经传导，抑制焦虑症状的产生。β-肾上腺素能受体抑制剂（比如普萘洛尔），能够减少惊恐发作，说明惊恐发作可能和β-肾上腺素能受体密切相关。

此外，还有些研究显示，缩胆囊素、食欲素也与本病的发生有一定相关性，具体机制仍不明确。

二、心理与社会因素

日常生活中，当我们感到压力或遇到危险时，身体会本能地产生恐惧反应，这被称为"战斗或逃跑反应"，属于正常生理现象。但是，惊恐障碍患儿在没有遇到危险时也会产生这种反应。精神分析理论认为，惊恐发作是与患儿神经防御机制不够成熟有关。惊恐障碍患儿具有一定的人格基础，他们一般具有以下几个方面的特征：①具有消极的认知，认为自己的身体出了严重的问题或者是得了不治之症，认为肯定治不了。②具有内向、害羞、胆小，以及神经质倾向，自我心理调节能力不足，对生活事件更敏感。

三、环境因素

环境因素对本病的发生也起着重要作用。近期的负性生活事件往往是引起惊恐障碍的诱因。早年的创伤性经历、婴幼儿时期不安全的依恋方式、童年时期父母的专制型和放任型的教养方式均是惊恐发作的危险因素。

【中医的观点】

中医的观点认为，本病发生多由素体亏虚、脏腑病变、七情所伤、饮食失调等损伤肝胆、脾、心、肾等脏腑器官，导致精神异常，从而出现惊、恐等症。

《素问·疏五过论》言："病深无气，洒洒然时惊"。明代医家张景岳提出："无气则阳虚，阳虚则神不足，故心怯而惊也"。所以若久病之人素体虚弱，往往气血津液耗伤，加之儿童肾常虚特点，容易出现肾阴耗伤，肾阴不能上奉于心阳，即肾水不济心火，则心阳独亢，心肾失交，热扰神明，神志不宁，致惊恐发作。比如《景岳全书·不寐》言："真阴精血之不足，阴阳不交，而神有不安其室耳"。心主血脉而御神气，血实气弱，阴盛阳虚，心神不宁，则发为惊恐。故素体亏虚是引起惊恐障碍的一个病因。

其次，脏腑病变也是惊恐障碍形成的一个病因。《灵枢·平人绝谷》言："五脏安定，血脉和利，精神乃居"，指出人体的情绪精神反应与五脏功能活动密切相关。五脏安定则精神活动正常，五脏不安则精神活动反常，容易出现各种精神异常的表现，故惊、恐等情志与肝、胆、心、肾等脏腑病变联系紧密。《素问·灵兰秘典论》言："胆者，中正之官，决断出焉；心者君主之官，神明出焉"。胆虚则决断失职，情志不遂，思虑无度，心之气血耗伤，也可致胆气亏虚，胆虚则心惊神摇。故《济生方·惊悸论治》言："惊悸者，心虚胆怯之所致也。"若平素属于心胆气不足者，加之怒气伤肝，或因惊气入胆，肝失疏泄，气机不畅；肝木为心火之母，母病及子，引起心血耗伤，又或遇事烦冗思想无穷，则心脏不得宁静，所以神明会不安而出现怔忡惊悸的症状，所以肝、胆、心脏腑功能受损，容易导致焦虑、惊恐等症状的发生。

七情所伤是引起惊恐障碍形成的一个重要因素。心藏神而统五志七情，神伤则惊恐发作。《灵枢·本神》说："所以任物者谓之心。"接受外来事物而发生思维活动过程，主要是心。同理，《素问·举痛论》言："惊则心无所倚，神无所归，虑无所定，故气乱矣。"所以，七情所伤最容易导致心神变化。比如人若平时心虚胆怯，突遇惊恐，忤犯心神，心动神摇不能自主而诱惊恐。同时长期忧思，忧思伤脾，脾胃不能正常运化水谷精微，导致不能养心，气机郁结，气结致使津液不得输布，聚而为痰，外加阴血暗耗，血不养心，心神不宁而发惊恐；郁怒伤肝，肝失疏泄，肝郁气滞，甚则气郁化火，灼津成痰，痰火扰心，心神失宁而致惊恐发作。

最后，禀赋异质也是引起惊恐障碍的一个病因。不同个体之间对外界刺激的承受能力不同。胆壮之人承受外界刺激的能力强，适应快，调整快，使身体不容易受到外界干扰。而胆小怯懦的人承受外界刺激的能力小，身体适应性差，容易引发惊恐。如《灵枢·论勇》言："夫勇士之忍痛者，见难不恐遇痛不动……此勇士之由然者也。怯者见难与痛，目转面，恐不能言，失气惊悸，颜色变化，乍死乍生"。坚强胆大之人，胆气壮，气血调和，则脏气充盛，对外来刺激防御能力强，不论是意志还是体格上，都有较强的适应能力，不易引发惊恐；而胆小怯懦者胆气脆弱，胆不能壮气，一旦受到外来的刺激，超过自身能承受能力，则会引发惊恐。且禀赋异质的人，常肾精不足的人，即先天禀赋不足，若长期忧思过度，忧虑不解，暴受惊吓恐惧，致使肾精受损或其他脏腑病变日久，久病及肾，则导致肾精亏虚。而肾主骨生髓，充实于脑，所以肾精亏虚导致脑神失去濡养，神无所附，若暴受刺激，则不能及时准确适应外界环境变化，易出现惊惕不安，恐惧难眠等症状。

总之，中医认为惊恐障碍的病因病机复杂，分虚、实、虚实夹杂三方面。本病的发生发展往往不是单一的证候，病情有轻有重，病程有短有长，但多由七情失调和脏腑功能失调所致，病位在心、肾、肝、脾。

第四节　惊恐障碍对患儿的影响

一、对人际交往的影响

惊恐障碍患儿因在日常生活中会反复多次发作，因而会降低患儿主动社交的兴趣。此外，反复发作的特点会使患儿及其同伴对患儿健康的认知存在偏差，也会减少同伴主动与患儿社交的意愿。

二、对学业的影响

反复发作的惊恐障碍患儿，因对躯体不适症状和心理体验产生了不正确的解释，常常会有灾难性自动思维。他们认为自己得了严重的疾病，进而出现焦虑、恐惧、紧张，甚至抑郁情绪。长期的不良情绪会对患儿的食欲、免疫功能等产生不良影响，导致抵抗力下降，容易出现躯体疾病。同时，伴有躯体疾病的患儿在不良情绪的影响下，可能使躯体疾病进一步加重，导致生活质量明显下降。此外，惊恐障碍反复发作会使患儿出现社交退缩，青少年可能出现学习效率降低或不能正常上学的现象，严重者甚至休学在家。共病情绪障碍的患儿自杀风险系数提高。

第五节　惊恐障碍的识别与诊断

一、筛查与评估

（一）加拿大精神病学会关于"伴或不伴广场恐惧症的惊恐障碍"的临床诊疗指南指出，筛查惊恐障碍的问诊包括以下4个方面：

1. 你是否突然出现躯体不适症状，比如心慌、头晕感等？

2. 当时是否有害怕或恐惧感？

3. 症状发生是否有诱因或其他原因？

4. 你是否因害怕或担心躯体症状回避一些特定场所，比如拥挤、封闭的场所、开车、独自在家或其他情况？

根据筛查结果，异常者需进行系统的精神状况检查，详细询问疾病史，并进行量表评估及访谈明确诊断。

偶发性的惊恐发作在人群中很常见，比如大量饮酒或突然戒酒，大量摄入咖啡因，非法使用毒品，比如可卡因或大麻等药物，或者服用某些心脏病药物，以及突然停用苯二氮卓类药物导致戒断反应等，都可能出现惊恐发作症状，但是不一定被诊断为惊恐障碍。惊恐障碍患儿会非常担心下一次的发作，并有回避公共场所的倾向。

（二）国内精神病学专家指出惊恐障碍的诊断要点包括以下3个部分：

1. 患儿以惊恐发作为主要临床症状，并伴有自主神经相关症状。

2. 大约一个月之内存在数次严重的惊恐反复发作，并且发作出现在没有客观危险的环境，发作不局限于已知的可预测的情境；而且发作期间基本没有焦虑症状。

3. 排除其他临床问题所导致的惊恐发作。

关于惊恐障碍严重程度的评估工具包括惊恐障碍严重程度量表。同时，医生可采用汉密尔顿焦虑量表和汉密尔顿抑郁量表对患儿的焦虑和抑郁情绪进行评估。

二、诊断与诊断标准

《精神疾病诊断与统计手册》第5版（DSM-5）中关于惊恐障碍的诊断标准如下：

A. 反复出现不可预期的惊恐发作。一次惊恐发作是突然发生的强烈的害怕或强烈的不适感，并在几分钟内达到高峰，发作期间出现下列症状中的4项及以上情形：

注：这种突然发生的惊恐可以出现在平静状态或焦虑状态。

1. 心悸、心慌或心率加速。

2. 出汗。

3. 震颤或发抖。

4. 气短或窒息感。

5. 哽噎感。

6. 胸痛或胸部不适。

7. 恶心或腹部不适。

8. 感到头晕或脚步不稳、头重脚轻或者晕厥。

9. 发冷或发热感。

10. 感觉异常（麻木或针刺感）。

11. 现实解体（感觉不真实）或人格解体（感觉脱离了自己）。

12. 害怕失去控制或发疯。

13. 濒死感。

注：可能观察到与特定文化有关的症状，比如耳鸣、颈部酸痛、头痛、无法控制的尖叫或哭喊，此类症状不可作为诊断所需的4个症状之一。

B.至少在1次发作之后出现下列症状中的1~2种，且持续1个月（或更长）时间。

1. 持续的担忧或担心再次的惊恐发作或结果，比如失去控制、心肌梗死、发疯。

2. 在与惊恐发作相关的行为方面出现显著地不良变化，比如设计某些行为以回避惊恐发作，比如回避锻炼或回避不熟悉的情况。

C. 这种障碍不能归因于某种物质（比如滥用毒品、药物）的生理效应，或其他躯体疾病（比如甲状腺功能亢进、心肺疾病）。

D. 这种障碍不能用其他精神障碍来更好地解释。例如，在未特定的焦虑障碍中，惊恐发作不仅仅出现于对害怕的社交情况的反应；在特定恐怖症中，惊恐发作不仅仅出现于对有限的恐惧对象或情况的反应；在强迫症中，惊恐发作不仅仅出现于对强迫思维的反应；在创伤后应激障碍中，惊恐发作不仅仅出现于对创伤事件的提示物的反应；在分离焦虑障碍中，惊恐发作不仅仅出现于对依恋对象分离的反应。

三、鉴别诊断

（一）躯体疾病

惊恐障碍与躯体疾病的鉴别至关重要。①甲状腺功能亢进：患儿会出现汗多、心慌等表现，通过甲状腺功能检查即可明确。②呼吸系统疾病：比如哮喘，青少年支气管哮喘较多见，支气管哮喘急性发作时会出现胸闷、窒息感、多汗表现，哮喘发作时，血氧饱和度下降、肺功能降低。此外，嗜铬细胞瘤、心脏疾病、低血糖所表现出的症状与惊恐障碍发作的症状非常类似，因此在诊断惊恐障碍前，需要详细地询问病史，做全面系统的躯体检查，以及心电图、心肌酶谱学检查、肺功能、甲状腺功能检查及血压监测等项目，排除躯体疾病。

（二）其他焦虑障碍

惊恐障碍与其他焦虑障碍的鉴别比较困难。分离焦虑障碍主要表现为与主要依恋对象分离时产生过度的焦虑情绪，影响患儿的正常生活、人际交往及学习，依恋对象多为主要养育者，比如父母、祖父母等。特殊恐惧障碍的患儿则表现为持续或反复对某些特定的情景或事物产生恐惧情绪，并回避所恐惧的对象。社交焦虑障碍的患儿会对新环境或陌生人产生焦虑、恐惧的情绪和回避行为。

（三）抑郁障碍

惊恐障碍可以继发于抑郁障碍，如果通过详细的精神状况检查及评估，若患儿符合抑郁障碍的诊断标准，则不应把惊恐障碍作为主要诊断结果。

（四）药物使用及精神活性物质滥用或戒断症状

使用药物，比如哌甲酯、甲状腺激素、类固醇、茶碱、选择性五羟色胺再摄取抑制剂等可导致惊恐障碍发作，精神活性物质（酒、可卡因、苯丙胺等）、苯二氮䓬类药物等的使用或戒断，也可导致惊恐发作。

第六节　怎样治疗惊恐障碍

一、治疗原则

儿童惊恐障碍的治疗包括药物治疗和心理治疗（尤其是认知行为治疗）、家庭干预等综合治疗手段。治疗目标是减少患儿的发作次数和发作频率，缓解预期性焦虑及恐惧性回避行为，最大限度地降低共患病概率，减少病残率和自杀率，从而提高患儿的生活质量。

二、治疗方案

（一）心理治疗

心理治疗是指有经验的治疗师通过言语或非言语的交谈与患儿建立良好的治疗性关系，应用心理学和医学知识指导和帮助患儿克服和纠正不良的生活方式、行为习惯、认知偏见，以及社会适应等问题。

1. 认知行为疗法

认知行为疗法用于惊恐障碍，已被多项研究证明疗效确切。认知行为疗法包括改善患儿的认知偏差、认知重建、行为训练等主要内容。认知行为治疗可采取多种形式，比如个别治疗、小组治疗、自助手册等。可以分为以下几个步骤：

第一、心理教育。心理教育包括解释惊恐发作的产生过程，告知患儿惊恐发作时典型的躯体症状、想法和行为及相应的焦虑体验；帮助患儿分析惊恐发作和患儿的认知–行为模式；向患儿推荐一些相关的材料供其学习。帮助患儿理解心理因素如何参与躯体症状的形成，并帮助患儿澄清这些症状的产生是躯体疾病还是心理障碍。一旦患儿了解没有严重危及生命的躯体疾病而只是单纯的心理问题，那么恐惧感及焦虑感则会迅速下降。当然，有的学者将评估也纳入治疗过程当中，认为认知行为治疗的第一步应该是评估。其评估的目的是收集"患儿相关不合理信念"的信息，以便在治疗阶段的认知重建中将这些信念定为需要改变的目标。

第二、认知重建。认知行为治疗阶段通过多次交谈，逐渐了解患儿的认知模式，帮助患儿意识到自身存在的导致症状出现的灾难化的认知模式。指出患儿对自身感觉的灾难性想象的错误解释，灾难性的想象是惊恐发作的启动因素，只有去除这种灾难性的想象才能减少发作诱因。例如，给患儿指出患儿心脏病的症状，比如心悸、濒死感，反复发作多次，但并未因此对健康造成损害，说明只是自己担心、紧张、焦虑而已。使患儿对发病时的躯体感觉和情感体验有一个合理的非灾难化的解释。总之，要纠察不合理的疾病信念祛除悲观化、灾难化认知，识别负性自动思维。使患儿明确情绪、认知、行为与自主神经功能之间的交互作用，建立适应性的认知模式。

第三、行为训练。把可能引起惊恐发作的情境按照从最具有威胁性到毫无威胁性的情形逐一排序，运用系统脱敏疗法，结合放松训练，逐渐暴露于让他们产生恐惧的环境中，达到缓解惊恐发作的目标。实施时应注意从没有危险的情境开始，逐渐深入。

第四、鼓励引导。当患儿能够正确面对躯体症状及恐惧情绪之后，需要进一步鼓励患儿在日常生活中逐渐适应。

2.放松训练

放松训练是使患儿在症状发生或感到焦虑时用来缓解症状的方法。放松训练的种类很多，比如腹式呼吸训练、肌肉放松训练等。其中，呼吸放松练习，简单易于操作、实用性强。具体包括两个要领：一是腹式呼吸，吸气时腹部隆起。呼气时腹部收紧；二是呼吸频率要缓慢，保持每分钟8~12次，每天至少练习两次，每次至少10分钟。可以结合放松想象和自我暗示同时进行。尽量在惊恐早期应用呼吸放松练习。此外，肌肉放松训练、瑜伽、气功等也非常有效。放松训练有助于控制躯体的兴奋性，是控制惊恐发作的重要技巧，需要每天练习。

3.正念疗法

有研究发现，正念训练对减少惊恐发作的次数有效。正念疗法是指有意识地觉察自己，集中注意当下，怀着不分析、不判断的态度来观察，单纯地注意思想与感觉的来去。这种疗法在临床上能有效地减轻压力，改善情绪，有助于疾病康复。

（二）药物治疗

对于单纯的心理治疗效果不理想，或者反复迁延难愈的患儿，可以采用心理治疗合并药物治疗的方法。加拿大精神病学学会关于"惊恐障碍伴或不伴广场恐惧症"临床诊疗指南中提出，选择性五羟色胺再摄取抑制剂类药物为惊恐障碍的一线治疗药物，包括西酞普兰、艾司西酞普兰、舍曲林等。不良反应主要包括恶心、呕吐、头晕、皮疹、疲乏失眠等。由于惊恐障碍患儿对躯体症状较敏感，因此药物应从小剂量开始服用，根据病情酌情调整剂量。在药物治疗过程中，惊恐障碍患儿及家长可能将药物副作用，比如心动过速、头晕、口干、震颤等归结为疾病的躯体症状，甚至误以为疾病更重了，因而容易产生焦虑情绪。对此，治疗师应提前告知患儿及家长，在药物治疗过程中可能出现的不良作用，从而防止过早停药。

苯二氮卓类药物，比如地西泮、阿普唑仑等对惊恐发作有效，可小剂量、短程使用，或与选择性五羟色胺再摄取抑制剂类药物合并使用。多用于需要快速见效的病例合并选择性五羟色胺再摄取抑制剂类药物。

治疗无效的难治性患儿需评估是否有共病躯体或精神疾病，比如甲减、甲亢、物质滥用或双相障碍，而影响疗效。

（三）其他治疗

体育锻炼，比如快走、慢跑、骑车、打太极等运动可以增强患儿的耐受力，使患儿精神放松，情绪上转换。并且在集体的运动过程中，通过与他人的交谈合作获得社会性支持，往往也在无形中给人一种安慰，使人感到轻松愉快，焦虑状态减轻，自信心增强。

总之，在惊恐障碍患儿的治疗过程中，在药物治疗的同时，加强心理治疗，并训练患儿自身情绪管理能力、学会放松训练的综合治疗措施尤为重要。

（四）中医治疗

中医治疗惊恐障碍重在安神定志，调理脏腑气机。着重调理心、肝、肾三脏。肝气疏泄，阴血得养，心脉畅通，肾阴上达心阳，心肾相交，水火相济，则惊恐得平，气机畅通，诸症自解。

1.辨证治疗

（1）肝郁气滞证

治法： 疏肝解郁，安神定志。

主方： 丹栀逍遥散加减。

常用药： 牡丹皮、栀子、当归、白芍、柴胡、茯苓、白术、生姜、大枣、薄荷、甘草、茯神、石菖蒲、远志等。

（2）心胆气虚证

治法： 温补心胆，益气安神。

主方： 四君子汤合温胆汤加减。

常用药： 人参、白术、茯苓、陈皮、法半夏、熟地黄、五味子、枳实、远志、黄芪、炙甘草、生姜、大枣等。

（3）心肾不交证

治法： 补肾育阴，清心安神。

主方：黄连清心饮合交泰丸加减。

常用药：生地黄、熟地黄、阿胶、山茱萸、黄连、肉桂、太子参、茯苓、酸枣仁、莲子心、炙甘草、知母、黄柏等。

2. 中成药

（1）**逍遥丸**　用于肝郁脾虚证。

（2）**交泰丸**　用于心肾不交证。

（3）**安神温胆丸**　用于心胆气虚证。

（4）**四君子颗粒**　用于脾胃气虚证。

3. 针灸治疗

（1）**体针**

根据不同的证型，选取各经穴位，实证多取百会、神庭、四神聪、安眠、内关（双）、神门（双）、照海（双）、申脉（双）等穴，用泻法或平补平泻法。虚证多取百会、内关、人中、三阴交、四神聪、本神、神庭、神堂、身柱等穴，采用醒脑开窍法进行针刺。

针刺方法：根据年龄采用不同的方法。如果年龄小，不能配合的话，采用点刺法，不留针；如果年龄大，可以配合的话，依据患儿的接受程度留针15~30分钟，每日1次或隔日1次，15次为一疗程。

（2）**音乐电针疗法**

是现代电子技术与传统针灸相结合的新疗法。应用ML8806型音乐电针仪治疗惊恐障碍和焦虑症，选取风池、百会、印堂、太阳、神门诸穴为主穴，用平稳、柔和的医用音乐波刺激调整督脉，疏通经络，调和气血，调整大脑情感区，解除患者的焦虑症状，使其阴平阳秘，精神乃治，从而恢复健康。此法的疗效可与抗焦虑药多虑平相媲美，且基本没有副作用。因此法无须扎针，还可以消除电针及传统针灸带给患儿的痛苦与恐惧感，又可以防止交叉感染。

（3）艾灸

常用于虚证、容易配合的青少年，取心俞、厥阴俞、神门、内关、足三里等穴位，用艾条灸或隔姜灸。

4. 推拿治疗

取俯卧位，重点按压背俞穴，比如选取心俞、厥阴俞、肝俞、胆俞、神门、内关等穴。捏拿两侧肩井、颈根部，再从大椎用指推揉至百会穴，点揉百会穴1分钟；然后用指按压风池穴1分钟，自风池沿两颊至太阳穴推揉3~6次，点按太阳穴1分钟。最后撑拍后背放松2~3次。

第七节　家庭康复要点

一、家长健康教育

尽管惊恐障碍属于轻性心理障碍，且经规范化综合性治疗后，疗效较肯定，预后较好，但在治疗过程中，患儿普遍存在依从性差、对不良反应敏感、反复发作等特点，导致病程迁延不愈、预后不良，社会功能严重受损。因此，患儿及家属应特别注意以下几点：

1. 在药物治疗过程中，监督患儿每天按时按量服药。

2. 症状改善后仍需按专科医师医嘱继续服药一段时间，不能随意自行减药或停药。

3. 如遇不良反应，需要及时就医，接受专科指导，正确处理不良反应和其他相关问题。

4. 应及时合理安排患儿的日常活动。

5. 鼓励患儿尽可能与同龄儿童一起正常生活、学习等。

对家长进行关于疾病的健康教育，鼓励家长多和患儿交流，进行有效的沟通，要善于发现和赞扬孩子的优点和能力，多给予孩子陪伴和支持，尽量避免只看到孩子的过失；家长要学会聆听，多关注孩子所表达的言语及非言语信息，帮助患儿建立积极的伙伴关系，进而使其拓展社交范围，提高社会生活能力。家长需要多与老师沟通，共同为患儿提供一个有利于身心健康的学习生活环境。家长要学会树立正确的信念，平静地面对困难及问题，如果家长的焦虑减轻了，患儿的情绪也会逐渐缓和。

总之，改善家庭环境，提高亲子亲密度，加强家庭成员之间的情感沟通，对提高惊恐障碍的治疗效果同样具有重要的意义。

二、家庭调护要点（中医）

下面为家长介绍几种方便易学的食疗方，辅助家长减轻孩子惊恐障碍的发作程度。

银耳莲子汤

原料： 水发银耳200 g，莲子30 g，薏苡仁10 g，冰糖适量。

做法： 用烧水浸泡莲子至发软，洗净银耳摘成小朵，一起加入薏苡仁10 g，加水煮45分钟，加入冰糖调味。

功效： 清热解渴、养胃健脾、舒肝顺气。适用于肝气郁滞证。

阿胶桂圆莲子羹

原料： 莲子150 g，桂圆肉100 g，黄连5 g，冰糖、白糖适量。

做法： 桂圆肉放入凉水中洗净（块大的撕成两半），捞出沥水分。鲜莲子剥去绿皮、嫩皮，并去莲子心，洗净，放在开水锅中汆透，捞出倒入凉水中。在锅内放入750 g清水，加入白糖和冰糖，烧开撇去浮沫。把桂圆肉和莲子放入锅内煮，加入阿胶，用湿淀粉勾稀芡少许，锅开盛入大碗中即成。

功效： 补益心肾，安神定志。适用于心肾不交证。

玫瑰红糖水百合萝卜

原料：白萝卜300 g，玫瑰花15 g，百合15 g，红糖适量。

做法：将百合、白萝卜、玫瑰花捣烂取汁，加入红糖，开水冲服。

功效：舒肝解郁。适用于肝气郁滞证。

山药熟地粥

原料：山药50 g，熟地黄20 g，石菖蒲20 g，大枣10枚。

做法：将山药、熟地黄、石菖蒲、大枣加水同煮，待熟烂后服用。

功效：温补心胆。适用于心胆气虚证。

甜酒酿山药

原料：甜酒酿500 g，山药150 g，糖桂花少许，白糖100 g，水淀粉适量。

做法：将山药洗净去皮，切成小丁，放入开水烫一下，捞出放锅内，加开水500 g，置火烧开5分钟，倒入甜酒酿和白糖，再烧开，用水淀粉勾芡，煮开后盛入碗内，撒上少许糖桂花即成。

功效：补中益气。适用于心胆气虚证。

红枣合欢粥

原料：红枣10枚，合欢花20 g，芡实100 g，莲子100 g，薏苡仁100 g，红糖少许。

做法：将红枣去核，芡实、薏苡仁、莲子煮沸，加入合欢花，小火熬制成粥。

功效：疏肝解郁，益气安神。适用于肝气郁滞证。

第八节　如何预防惊恐障碍

一、未病先防

许多研究发现缺乏正常的依恋关系会影响婴儿心理健康的发展，早期体验到不安全型依恋的儿童通常更为焦虑，发生惊恐障碍的风险会增加。因此，从婴幼儿时期开始，养育者就需调整和改进自己的养育方式和与婴儿的接触方式。近期一项综述中指出，能和自己的孩子形成安全型依恋关系的母亲具备以下特征：①敏感，对孩子的信号能够迅速正确地做出反应；②积极态度，对孩子表现出积极的关心和爱；③同步性，和孩子建立默契，双向交往；④共同性，在交往中婴儿和母亲会注意同一件事；⑤支持，对孩子的活动给予密切注意和情感支持；⑥刺激，常常引导孩子的行为。所以，如果养育者有积极乐观的心态，及时敏感地回应他们的需要，与他们建立同步互动，能够为他们提供更多愉快的刺激和情感方面的支持，孩子从互动过程中体验到舒适和愉悦，就可能会形成安全型依恋。和父母建立安全型依恋关系的儿童会表现出更好的情绪调能力和更强的与同伴交往的社会能力。

二、有病早治

惊恐障碍得不到及时治疗，一方面跟医源性的因素有一定关系。例如，综合性医院的非本专业医生对这一心理障碍的认识不足，导致诊断不足，易漏诊和误诊。另一方面，家长对疾病的认识缺乏，由于患儿急性发作时的躯体症状明显，家长为查明原因常辗转各大医院内科，甚至因担心有"生命危险"而要求住院治疗。另外，一些患儿对心理健康的理解有偏差，认为该病为"神经病"，碍于脸面不愿意接受事实，辗转于各综合性医院而不愿到专科治疗。因此，当反复内科检查未查出明显躯体疾病或者本身的躯体疾病难以解释患儿出现的症状时，需要根据医生的建议及时转至精神科或心理科就诊，早发现早治疗。

三、防止复发

惊恐障碍具有反复发作的特点，并且具有较高的复发率。复发不仅使病情迁延，严重影响患儿的生活质量和社会功能，而且会给家庭带来沉重的经济负担。因此，防止病情复发应做到以下几点：

1. 药物治疗应足量、足疗程。定期接受儿童精神科专科医师的临床评估，遵医嘱服药。

2. 心理治疗过程中，应定期评估、动态观察治疗效果。同时，尝试以下预防措施：

（1）坚持每天做呼吸放松训练10~20分钟，保持情绪放松。

（2）加强锻炼，每日坚持运动半小时左右，运动强度以心率和呼吸轻微上升为准则。

（3）多参加社交活动，或加入支持小组，拓展自己的社交范围，增加社会支持。

（沈　玲　陶　洪）

第六章 广泛性焦虑障碍

第一节　什么是广泛性焦虑障碍

　　芳芳，女孩，8岁。平时表现也比较听话乖巧，学习成绩，和小伙伴的关系都非常好。但是不知道怎么的，在最近半年总是向父母问一些"奇怪"的话，比如"我会不会死啊？空气里有细菌会不会让我生病啊？会不会有一天我们家一分钱也没有了？"等等。开始家人只是认为可能是孩子好奇心的原因，而且还觉得是孩子长大了，懂事了，用父母的话讲就是"都懂得人生了"。可是这样的问题越来越多，而且每次必须让父母回答，否则芳芳会非常不安，反复催促父母回答"是"还是"不是"，即使这样，问过的问题可能过几天还会重复。同时芳芳的情绪也变得不如以前乖巧，经常不明原因地冲着自己的学习用品发泄，学习不安心，上课注意力也不集中，经常坐立不安、搓手顿足。晚上经常很难入睡，辗转反侧，容易出汗和心慌，睡前要反复7~8次小便，但实际每次的小便量都很少。父母为此很担心，于是带芳芳去了心理卫生中心咨询问诊，医生的检查结果显示，孩子生病了，得了一种情绪方面的病——广泛性焦虑障碍。

　　广泛性焦虑障碍是一种过度、持久的没有明确对象和内容的体验，这种体验莫名其妙地就会出现，与周围任何特定的情境都没有直接关系。患儿会感觉紧张、恐惧、提心吊胆、不安，并在躯体上表现为自主神经功能亢进和运动性不安。

广泛性焦虑障碍大多起病于儿童期、青少年期及成年早期，是儿童期常见的精神心理障碍之一。对外界事物的反应过分敏感，多虑，缺乏自信心，常因为小事而过度焦虑，烦躁不安，担心害怕，甚至哭闹，这种紧张不安和担心与现实很不相称，但是患儿通常对这种体验感到无法解脱，又无法控制，因此会感到痛苦。

在发病率上，女性较男性多见，但患儿年龄较小时，发病率的性别差异并不明显，儿童期发病的平均年龄为8.8岁。研究发现，6~12岁儿童中，广泛性焦虑障碍的患病率是1.7%，而在13~17岁青少年人群中，广泛性焦虑障碍的患病率是1.9%。

第二节　广泛性焦虑障碍患儿的表现

一、常见症状（西医）

广泛性焦虑障碍在儿童中的症状表现与成人相似，但相对成人来说，广泛性焦虑障碍患儿的表现往往是多变的，可表现出一系列心理、行为，以及躯体的症状。

（一）心理方面——认知活动和焦虑体验

广泛性焦虑障碍患儿经常担心一些"成人才想的事"，比如疾病、衰老、死亡、灾难、经济等问题。对于此类患儿而言，由于他们的注意力都用于不断地寻找威胁或危险了，当这些孩子在外面找不到危险的证据，他们可能会转向自己的身体内部，认知系统的活动时常会导致主体感受到担忧、紧张、惊恐的情绪，并且难以集中注意力。这些儿童有着负性的归因方式，常将适应环境的失败归咎于自己，从消极方面推测事情的结果。患儿反复思考过去所犯的错误，对未来存在的潜在威胁表现得过分担心，常常会纠结于此类问题，并反复询问父母或其他亲人朋友，即使对方给予多次安抚解释均无法打消患儿的担忧和紧张，表现出明显的认知活动扭曲和显著的焦虑体验。

（二）行为方面——运动性不安

儿童焦虑的情绪体验往往是通过行为来表达，尤其对于学龄前或刚步入学龄期的儿童，由于语言发育尚未完善，他们难以很好地、准确地描述和表达自身的情绪体验，因此其行为表现更为突出。年幼的广泛性焦虑患儿常表现爱哭闹，好发脾气、不服从管理、不易安抚，需要父母一再地对他们所担心的事情做出"安全"保证。年龄较大一些的儿童则容易出现注意力不集中、坐立不安、烦躁、易激惹的现象，并可能因此拒绝上学和交友。

（三）躯体症状——多系统功能紊乱

广泛性焦虑障碍儿童常伴有各种躯体症状，涉及多个系统，比如：

1. 消化系统：口干、吞咽困难有梗死感、食管内有异物感，过度排气、肠蠕动增多或减少，胃部不适、恶心呕吐、厌食，腹痛腹泻等。

2. 呼吸系统：胸部压迫感，胸闷，吸气困难，气促和窒息感，过度呼吸等。

3. 心血管系统：心悸、心前区不适、心律不齐等。

4. 泌尿生殖系统：尿频尿急、痛经、闭经等。

5. 神经系统：肢体震颤、刺痛、耳鸣、眩晕、头痛、肌肉疼痛等。

6. 睡眠障碍：失眠、夜惊等。

7. 自主神经功能紊乱：多汗、面部发红或苍白等症状，是以自主神经的高度警觉状态为基础的。

二、证候辨识（中医）

（一）肝郁气滞证

小圆，女孩，17岁，高三学生。家长的目标是重点大学，进入高三后，因老师与家长都认为学校模拟考试与真实的高考相差不大，而女孩连续几次模拟考试发挥失常，成绩排名逐渐下降。家长时不时与女孩谈话，加上高三课程繁重，女孩每天精神郁闷、焦虑、心情焦躁、情绪不宁，有时觉得自己气促、呼吸困难，容易发怒，胸胁胀闷，时时叹气。女孩在家有时焦虑不安，遇到自己做错的题目，总是思考自己为什么会做错，独自在房间不停地大声叫，口苦干渴，失眠头痛，大便干，小便黄。

本案例是一个比较普遍的现象，在国内的高考制度下，学生普遍压力大、学习任务重，容易产生焦虑症状。本案例中女孩成绩排名出现大幅度变动，因而很容易出现焦虑。而长期的焦虑容易导致肝气郁结不畅。肝郁气滞、肝气不舒，则胆汁分泌异常，故见口苦口干；肝经循绕胸胁，肝气郁结，故见胸胁胀闷、叹气；各种原因导致肝气郁滞，气机失调可致魂魄难安，故见焦虑、情绪不宁、善怒易哭、时有叹息、失眠头痛等；舌淡，苔薄白，脉弦也是肝郁气滞证之象。

（二）心脾两虚证

小舟，女孩，12岁，小学六年级学生。她平时在乡村是由祖父母代养，饮食没有规律，经常挑食，喜欢在乡间树林玩耍。近期随父母从乡村就读城市重点小学。因感觉不能完全接受老师的上课方式和城市的学习方式，有时不知任课老师上课所讲的意思，最后孩子的学习成绩处于班级末位。近期总是焦虑易怒，不与同学交流，平素胡思乱想，觉得有同学嘲笑她，思虑过度，上课注意力不能集中，常感心悸心慌，冒汗气短，身倦乏力，甚至善悲欲哭，不思饮食，时有腹胀腹痛，大便溏泄，小便清长，面色苍白。

本案例中，患儿平时生活饮食习惯不规律、挑食，导致患儿的脾胃消化吸收功能失调。加之近期学习、生活方式的调整，短时间不能适应，出现思虑劳倦过度、耗伤气血，造成心脾两虚。心气血失养，则神无所附，可见焦虑、心悸易惊、善悲欲哭，神思恍惚；心气血亏，则面色无华。脾胃气虚，则不能化生水谷，导致全身气血生化乏源、机体组织失养，则身倦乏力，少动懒言，腹胀腹痛，自汗气短。舌质淡，苔薄白，脉细也是心脾两虚之象。

（三）肾阴亏虚

轩轩，男孩，10岁，小学四年级学生。他自幼随祖父母生活在农村，3个月前因放学回家随同学在深山玩耍时不幸迷失方向，经过一晚后被家人寻回。由于在深山过夜受到惊吓和恐惧，且因山间寒气较重受凉感冒，后经过治疗，感冒已愈。近期经常出现焦虑情绪，常感恐惧不安，有时总是梦见在深山过夜的现象，睡醒时感觉呼吸急促、心悸心慌。到医院进行完善的相关检查，心电图、肝肾功能、心脏彩超等均未见明显异常。平时有失眠盗汗、难以入睡、手足心发热的症状。

本案例是一个10岁的男孩，目前是生长发育期，身体发育需要大量气血精微物质的充养，故气血相对不足；遭惊恐经历后，诱发脏腑功能失调。肾虚则恐惧不安、腰膝酸软；肾阴亏虚，可见盗汗、失眠虚烦，手足心发热等症状；肾阴虚，肾水不济心火，则心火独旺，可见焦虑、心悸心慌、呼吸气促。舌质红、苔少，脉细数也是肾阴亏虚之象。

（四）脾肾阳虚证

丁丁，男孩，15岁，初二学生。因孩子出生时羊水吸入导致窒息，在新生儿科住院治疗 1 月出院，在后期成长过程中，身体抵抗力一直不强，只要天气变化或者饮食没有很好地控制，就容易出现反复的呼吸道感染和消化道感染，为此父母都说他是药罐子。3 个月前，在学校升学体检中，身体和体重均未达到正常范围，属于矮小，因此他总是觉得同学嘲笑自己，尤其不敢与同学合影。近期出现焦虑不安，总是担心同学说他是矮个子、病秧子，时有惊恐不安，多食则腹胀，不愿意活动，头晕头痛，乏力体倦，出冷汗，容易怕冷，想睡觉，面色稍苍白，且有遗精现象。

患儿既往有先天脾肾不足病史，平时体质较弱，容易出现呼吸道和消化道感染。本次在外因的刺激下，导致脾肾功能失调加重。肾虚则恐惧不安、腰膝酸软，动则头晕头痛，遗精；肾阳不足，无力温煦心阳，心神失养，可见焦虑惊悸、惊恐多疑；脾阳虚，水谷精微化生不足，运化无力，可见嗜卧少动，形寒肢冷，面色苍白，食少腹胀，大便溏泄。舌体淡胖，苔白，脉沉缓是本证的舌脉症状。

第三节　广泛性焦虑障碍是怎样形成的

一、生物学因素

（一）遗传因素

家庭和双生子研究表明，焦虑障碍有着生物易感性，也就是说儿童一般的易抑制、紧张或害怕的倾向是遗传的。但是，几乎没有研究可以肯定特殊基因位置与特殊类型的焦虑障碍有直接联系。双生子的研究发现，总体而言，同卵双生子焦虑障碍的同病率要显著高于异卵双生子。但是同卵双生子一般并不会患有同一类型的焦虑障碍。这一研究结果认为，焦虑性格是遗传的，而障碍类型则与环境影响有一定关系。基因影响因素的数量被证明是随着焦虑类型的变化而变化的。此外，也有研究发现，父母焦虑水平在低收入家庭中对儿童的焦虑水平预测度高，而在高经济水平的家庭中，父母的焦虑水平并不会导致子女的高焦虑。

（二）神经生物学

通常与焦虑有关的大脑部位包括与潜在威胁和恐惧状态相联系的神经回路，下丘脑–脑垂体–肾上腺轴和边缘系统作为脑干和皮层、前额皮层和其他皮层与下皮层结果的中间调节器。这些大脑回路会受早期生活压力的影响，为之后压力和焦虑障碍发展易感性的增加提供了生物学基础。对广泛性焦虑障碍和创伤后应激障碍患儿的大脑扫描显示，他们的大脑中与社会信息加工和恐惧条件相关的区域活动异常。在焦虑障碍中最常包含的神经递质系统是 γ–氨基丁酸。5–羟色胺传送基因（5–HTT）变体被认为与成人的焦虑个性特征有关。

二、心理与社会因素

（一）儿童气质类型

气质的早期差异也许使得某些儿童易发生焦虑障碍。对于新奇事物有着较高阈限的儿童被认为不容易发生焦虑障碍，其他儿童可能在婴儿期就会有先天的过度兴奋或对新奇刺激产生退缩反应的倾向，在学步期则有害怕和焦虑的倾向，在童年早期则对陌生情境有谨慎或退缩的反应倾向。高水平的行为抑制气质也与焦虑、担心、抑郁相关。追踪研究发现行为抑制气质的儿童，有发生多种焦虑或抑郁障碍的风险，以后将出现更多的精神病理现象，比如社交焦虑、分离焦虑和广场恐惧症。

（二）儿童依恋类型

早期不安全的依恋会内化并决定儿童看待世界和他人的方式。如果儿童认为环境是不可靠的、难以获得并充满敌意或威胁的，那么他们之后可能会发展出焦虑和回避性行为。依恋理论认为焦虑倾向与儿童早期的依恋类型有关。Wamen对一组人群从妊娠3个月开始追踪，发现婴儿期不安全型依恋，在儿童青少年时期易发展为焦虑障碍。

三、环境因素

父母的养育方式、父母的期望值、家长自身的焦虑障碍、不安全的依恋都与儿童的焦虑障碍有关。父母的教养方式与儿童焦虑障碍的关系涉及拒绝和控制两个维度。研究者观察到，焦虑障碍患儿的父母约束儿童的自主性，对儿童的理解和接受比对照组低，而对子女的指导、强制和否定更多。在遇到需要抉择的问题时，他们鼓励儿童采取回避的态度。父母的过度保护和过度控制使儿童感到世界是危险的，干扰了儿童去探索的能力。

【中医的观点】

广泛性焦虑障碍为七情过度及脏腑功能失调所致。病因病机为脏腑虚弱，（古代医家认为儿童脏腑娇嫩，形气未充，即各种组织器官功能不完善），易受不良环境、精神刺激干扰，从而容易影响心主神明功能失司；忧思过度，脏腑气机失调，郁闭不通，闭塞不行。病位在心、肝、脾胃、肾，病性多为气郁、火热、阴虚。

五志过极是引起本病发生的一个因素。《素问·举痛论》云："喜则气缓，怒则气上，悲则气消，惊则气乱，思则气结"，明确提出情志剧烈变化直接导致脏腑气机的变化。所思不遂，或悲愤不解，则气机郁滞，久而化火，心神被扰，可见心烦、心悸、失眠、易惊的焦虑证候；情志刺激，气机失调，经气运行不畅，进而伤及五脏。"喜伤心，怒伤肝，忧伤肺，恐伤肾"，即中医认为情志与脏腑相互对应，五脏气血、阴阳紊乱，所藏之神不安，所主失常，焦虑遂生。

劳逸失度是导致广泛性焦虑障碍的另一个原因，过劳则气耗，过逸则气血壅滞。劳逸无度，气血难以充养五脏，则五脏精气不足，所藏之神不安。劳心过度，耗伤气血，而心主血脉，心阴血亏虚，则见惊恐，健忘等症；肝主藏血，肝血不足，胆失其养，胆气不足，可见易惊、喜叹气、忧郁等。

此外，大病之后，病后失调，正邪交争，邪气消退，正气耗损。思虑忧伤过度，易劳心伤脾；大病久病，既能耗伤心血，又能影响脾之健运，最终造成心脾两伤，气血虚少的焦虑症状。

总之，广泛性焦虑障碍在临床中或因实致虚，或因虚转实，往往不是单纯的实证或虚证，故从虚实夹杂论治本病，病位多在心、肝、肾等脏腑。

第四节　广泛性焦虑障碍对患儿的影响

长期患有广泛性焦虑障碍可以造成患儿在学业、人际交往、生活娱乐等多方面出现显著的问题。

一、对人际交往的影响

在人际方面，患儿会表现出不合群，缺少同伴交流和互动，或与同伴关系不良，老师评价降低等社交功能受损。

二、对学业的影响

在学业方面会导致患儿上课注意力不集中，坐立不安，学习成绩下降，学习效率低等问题。生活娱乐方面会表现在饮食、睡眠、兴趣爱好等方面的改变，比如食欲下降，体重不增长，甚至是减少，入睡困难、早醒、夜惊、梦魇，从而进一步导致患儿白天上课打不起精神，学习效率严重下降。

总之，广泛性焦虑障碍如果长时间存在，势必会严重影响儿童青少年的身心健康发展。这些患儿成年后，可能还会出现社交能力低下，继续接受教育的能力和工作能力会受到影响，严重者可能导致其他精神疾患，比如注意缺陷多动障碍、抑郁症、强迫症、抽动障碍等。

第五节　广泛性焦虑障碍的识别与诊断

一、筛查与评估

广泛性焦虑障碍的诊断没有特定检查指标，临床上有7项焦虑症状筛查量表、儿童焦虑性情绪障碍筛查量表等，对该病的识别主要依靠症状学诊断标准。参照目前国内外的诊断标准，对广泛性焦虑症的诊断需要从临床症状、病程、疾病的严重程度和鉴别诊断方面进行。

二、诊断与诊断标准

根据《精神疾病诊断与统计手册》第5版（DSM-5）广泛性焦虑障碍诊断标准，可以从以下几个方面对患儿进行诊断：

A. 在至少6个月的大多数日子里，对于诸多事件或活动，比如在工作或者学校中表现出过分的焦虑和担心，比如焦虑性期待。

B. 个体难以控制这种担心。

C. 这种焦虑和担心与下列6种症状中至少3种有关症状，在过去至少6个月的大多数日子里存在。

注：儿童只需一项。

1. 坐立不安或感到激动紧张。

2. 容易疲倦。

3. 注意力难以集中或头脑中一片空白。

4. 易怒。

5. 肌肉紧张。

6. 睡眠障碍，难以入睡或保持睡眠状态，或休息不充分，对睡眠质量不满意。

D. 这种焦虑担心或躯体的症状引起有临床意义的痛苦，或导致社交、职业或其他重要功能方面的损害。

E. 这种障碍不能归因于某种物质（比如滥用的毒品、药物）的生理效应，或其他躯体疾病（比如甲状腺功能亢进）。

F. 这种障碍不能用其他精神障碍来更好地解释。

三、鉴别诊断

（一）分离性焦虑

广泛性焦虑的患儿往往会反复询问父母以得到安全感，询问的内容往往比较广泛，还伴随着一些躯体症状，这些症状不固定，可能涉及全身各个系统。分离性焦虑障碍患儿，往往反复询问并与照顾者确认的是，照顾者不会离开自己，还会出现一些躯体症状，比如"肚子痛"，但这些躯体症状往往相对固定。

（二）社交焦虑障碍

广泛性焦虑障碍患儿也会出现对社交的担忧，但是这种担忧在非社交情境下也会出现，并且并不聚焦于他人的负面评价，也会担心一些非社交的情形，比如自身的躯体、学习，以及未来不确定的事情。社交焦虑障碍患儿主要集中在社交表现和他人评价，对于自己熟悉的环境则没有明显的焦虑症状。

（三）分离焦虑障碍

广泛性焦虑障碍的患儿也会担心未来会因为各种不好的事情与亲人分开，

但是他们即使在亲人的陪同下依然会出现明显的担忧和害怕。分离焦虑障碍的患儿可能因担心与照顾者的分离而回避社会环境，当有照顾者陪同时，他们则不会出现焦虑反应。

（四）抑郁障碍

广泛性焦虑障碍的患儿因反复焦虑、担心、害怕的情绪，还会出现心情差、高兴不起来、唉声叹气的表现，他们还伴有明显的躯体不适、植物神经功能紊乱，以及对未来的担忧。抑郁障碍的儿童青少年主要会产生情绪低落、哭泣等表现，但是他们对于未来的担心少，主要表现为生活、工作等各方面的动力下降。

第六节　怎样治疗广泛性焦虑障碍

一、治疗原则

（一）与心理治疗相配合的原则

根据生物-心理-社会医学模式，心理社会因素在焦虑症的发生发展过程中起着重要的作用，药物治疗和心理治疗对广泛性焦虑障碍均有疗效。初发患儿可根据病情程度及伴随症状选择治疗方法，轻症患儿可能只需心理治疗，当症状严重或心理干预疗效不佳时，应考虑药物治疗。特别对于儿童青少年，更应该以心理治疗为主，配合适当的药物。

（二）足量和足疗程的原则

对于采取药物治疗的患儿，应当坚持足量和足疗程的原则，急性期治疗药物应当足量、足疗程，以控制患儿的精神症状。治疗缓解或症状消除后，还需一定时间的维持治疗，以减少复发，使患儿更好地恢复学习和生活。

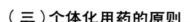

（三）个体化用药的原则

1. 了解患者的年龄、既往治疗反应、是否可能发生药物过量服用或自伤自杀风险、患者的耐受性、患者的个人选择偏好，以及药物费用对家庭的负担等。

2. 考虑患儿可能合并躯体疾病、药物相互作用、有无并发症等情况。

3. 必须权衡儿童用药与不用药的内在效益风险比。

4. 向患儿及家属解释药物的性质、作用、起效时间、服用疗程、可能发生的不良反应及对策、停药的风险及对策，争取家属的主动配合，使患儿能遵医嘱规律服药，提高治疗依从性。

5. 药物宜从小剂量开始，根据疗效、不良反应和耐受性等情况，增至足量（有效药物上限）和足够长的疗程（至少4~12周）。

6. 一般不主张联合两种以上的抗焦虑药，应尽可能单一用药。

7. 治疗期应密切观察患儿病情的变化及不良反应，并及时处理。

二、治疗方案

（一）心理治疗

适用于广泛性焦虑障碍患儿的治疗方法有众所周知的认知治疗，另外还有放松治疗、阶层暴露、结构式问题解决法，在治疗过程中需要根据患儿面临的不同情况，采取适当的对策，让患儿在治疗师的引导下远离广泛性焦虑障碍，重获自由。

（二）药物治疗

广泛性焦虑障碍的药物治疗需要在临床医师的指导下使用，临床上常用的5-羟色胺再摄取抑制剂、苯二氮卓类、丁螺环酮等药物。苯二氮卓类药物具有快速有效地缓解焦虑、镇静情绪和改善睡眠的作用，但是由于存在药物依赖问题，所以不能长期使用，一般考虑可在急性发作期短期使用。丁螺环酮较少产生药物依赖问题，但是药物作用发挥很慢，使得患儿难于坚持治疗。

（三）其他治疗

重复经颅磁刺激对于广泛性焦虑障碍的治疗有一定效果。相比于药物，经颅磁刺激能够直接刺激大脑焦虑活动的病灶，不会被颅骨削弱能量，能够较好地改善广泛性焦虑障碍患者焦虑情绪。此外，经颅磁刺激可调节突触可塑性，从而改善广泛性焦虑障碍患儿脑区的异常活动。然而，目前报道的关于广泛性焦虑障碍的副反应，有头晕、头痛、听力水平下降、耳鸣，甚至是引发癫痫等，而且目前关于经颅磁刺激技术的所有研究数据尚缺乏应用于儿童青少年广泛性焦虑障碍的研究，因此经颅磁刺激的有效性需进一步的临床研究以明确其疗效。

（四）中医治疗

中医治疗本病的辨证关键在于紧扣患儿的主证，结合发病的原因，兼证，审证求因；其次辨别虚实，虚证多见于心、肝、脾、肾等脏腑，辨其气血阴阳，实证多以气郁为主，临床多以化火、解郁等法治疗。通过辨证论治，补其不足，祛其有余，调和阴阳以缓解患儿的焦虑状态。

1. 辨证治疗

（1）肝郁气滞证

治法：疏肝解郁，行气导滞。

主方：柴胡疏肝散加减。

常用药：当归、柴胡、白芍、枳壳、郁金、香附、厚朴、薄荷、茯苓、白术、石菖蒲、远志、大枣、甘草。

（2）心脾两虚证

治法：健脾益气，养心安神。

主方：归脾汤加减。

常用药：人参、白术、茯苓、黄芪、远志、酸枣仁、龙眼肉、茯神、当归、木香、芍药、炙甘草。

（3）肾阴亏虚

治法：滋补肾阴，疏肝解郁。

主方：六味地黄丸加减。

常用药：生地黄、山茱萸、龟板、天冬、山药、丹皮、栀子、泽泻、茯苓、柴胡、芍药、当归。

（4）脾肾阳虚

治法：温补脾肾，安神定志。

主方：黑地黄丸合定志补心汤加减。

常用药：熟地黄、巴戟天、山茱萸、苍术、白术、干姜、五味子、石菖蒲、远志、茯苓、人参。

2.中成药

（1）归脾丸　用于心脾两虚证。

（2）六味地黄丸　用于肾阴亏虚证。

（3）越鞠丸　用于肝郁气滞证。

（4）右归丸　用于脾肾阳虚证。

（5）补中益气丸　用于心脾两虚证。

3.针灸治疗

（1）体针

取双侧体穴的内关、合谷、足三里、三阴交、太溪、行间、阳陵泉、风池，用平补平泻手法。每日或隔日1次每次留针20分钟，10次为一疗程。

（2）耳针

《灵枢·口问》曰："耳者，综脉之所聚也。"常取耳穴的神门、心穴、皮质下3穴合用，有镇静安神之效。比如取醋浸泡过的中药王不留行籽，贴压耳部心、肾、神门、皮质下、肝。患儿每日用手按压贴穴不得少于10次，每周更换1次贴豆。

4.推拿治疗

（1）推拿

取俯卧位，自尾骨至大椎脊椎两侧，采用指旋推法，自下而上旋推3~5分钟。再点按肺俞、心俞、肝俞、胆俞、膈俞、脾俞，约5分钟。捏拿两侧肩井、颈根部，再从大椎用指推揉至百会穴，点揉百会穴1分钟；然后用指按压风池穴1分钟，自风池沿两颊至太阳穴推揉3~6次，点按太阳穴1分钟。最后撑拍后背放松2~3次。

（2）指压疗法

按压位于手腕内侧腕横纹上桡侧的神门穴，对治疗焦虑所致的睡眠障碍有一定作用。用一只手的拇指按压1分钟，然后换另一只手。按压间使穴，有助于镇静和减少忧虑；将拇指放在手腕内侧，距离腕横纹2指宽的前臂两骨中间处。紧压1分钟，重复3~5次，然后换另一臂。

（3）穴位按摩

合理选择调节气机、疏通经络、宁心安神、调理脾胃、调节经气的九处穴位，采用穴位按摩治疗学生因学习压力大而产生的焦虑症，效果显著，且具有较强的可行性。按揉百会穴，用右手中指腹按揉头顶两耳尖连线中点的百会穴3~5分钟。按揉太阳穴，用左手拇指腹分别按揉眉梢与外眦之间向后约1寸凹陷中的太阳穴3~5分钟。按揉风池穴，用双手拇指腹分别按揉胸锁乳突肌与斜方肌之间的凹陷中，平风府穴处的风池穴3~5分钟。按揉内关穴，用右手拇指腹按揉左侧手腕横纹上2寸，掌长肌腱与桡侧腕屈肌之间的内关穴3~5分钟，再用左手按揉右侧内关穴3~5分钟。按揉檀中穴，用右手拇指腹按揉两乳头连线中点处的檀中穴3~5分钟。按揉中脘穴，用右手拇指腹按揉脐上4寸处的中脘穴3~5分钟。按揉气海穴，用右手拇指腹按揉脐下1.5寸的气海穴3~5分钟。

第七节　家庭康复要点

一、家庭健康教育

面对孩子的焦虑表现，父母先要管理好自己的情绪，沉着、冷静、自信、果断，避免大惊小怪；当孩子被焦虑困扰时，他们最需要的是心理支持，希望爸爸妈妈轻松地和自己一起积极寻找应对策略，这会逐渐淡化孩子对焦虑的感受。而此时父母脸上流露出哪怕一点点的焦虑，对孩子来说都无异于雪上加霜。

患有广泛性焦虑障碍的孩子会时常表现出担惊受怕，内心敏感、容易受伤，一点点风吹草动都会引起他们的情绪波动。因而特别需要一个温馨、和睦、能给他安全感的家，父母的体贴、呵护、安慰和精神上的引领，能有效地降低孩子的焦虑指数。

二、家庭调护要点（中医）

下面为家长介绍几种方便易学的食疗方，帮助家长为孩子们调理身体。

玫瑰花烤羊心

原料： 鲜玫瑰花50 g（干品5 g），羊心50 g，精盐适量。

做法： 将鲜玫瑰花放入小铝锅中，加精盐、水煎煮10分钟，待冷备用。将羊心洗净，切成块状，串在烤签上边烤边蘸玫瑰花盐水，反复在明火上炙烤，烤熟即成。可边烤边食。

功效： 补心安神。适用于心血亏虚证者。

枣麦粥

原料：酸枣仁30 g，小麦30~60 g，粳米100 g，大枣6枚。

做法：将酸枣仁、小麦、大枣洗净，加水煮沸，去渣取汁，加入粳米同煮成粥。每日2~3次，温热食。

功效：养心安神。适用心脾两虚证者。

柚子芦柑饮

原料：柚子肉50 g，芦柑50 g，蜂蜜适量。

做法：将柚子肉、芦柑洗净，加入水煮沸，放入蜂蜜，搅拌成黏稠状，服用时取少量冲水，每日2~3次。

功效：疏肝解郁，健脾化湿。适用肝郁气滞证者。

白扁豆山药粥

原料：白扁豆100 g，山药100 g，粳米少量。

做法：将白扁豆、山药洗净，加水煮沸，加入粳米同煮成粥。每日2~3次，温热食。

功效：健脾益气。适用于心脾两虚证者。

百合银耳枸杞羹

原料：百合50 g，银耳100 g，枸杞50 g，冰糖少量。

做法：将银耳水发，百合放入砂锅中煮沸，再加入银耳大火熬煮，约30分钟后，转小火，放入枸杞、冰糖，熬制10分钟左右，每日2~3次，温热食。

功效：益气养阴，安神定志。适用于肝肾阴虚证者。

阿胶枣仁甜酒饮

原料： 东阿阿胶100 g，酸枣仁100 g，甜酒200 g，冰糖少量。

做法： 先将酸枣仁大火熬制取水，阿胶烊化，将阿胶、酸枣仁水放入陶瓷大碗中，再加入甜酒、冰糖蒸熟，边蒸边搅动，让各种原料充分融合，最后冷却。服用时每次取50 g左右，用开水冲开服用，每日2次。

功效： 滋补肾阴，养心安神。适用于心肾不交证者。

第八节　如何预防广泛性焦虑障碍

一、父母的焦虑管理

父母的敏感、多虑、缺乏自信等一些焦虑人格的表现，常常可以在孩子身上反映出来。因此，父母首先要将内心的焦虑彻底甩掉或尽量克制，不在孩子面前随意流露，而是在孩子面前展现积极向上的心态。

二、儿童的压力管理

"高处不胜寒"，对孩子来说，更是如此。对于那些学习压力大、很少有自由时间和空间的幼儿来说，比较好的办法是，每天给他们足够的时间去玩，彻底放松。借助身边的一些事物，启发孩子思考，培养其学习的兴趣、学习和发现问题的能力。同时，为孩子制定学习标准，应遵循"兴趣第一、量力而行"的原则，年龄、智力水平是不可忽略的依据，可以高出其实际能力一点点，使其稍稍努力就能达到，让患儿及时看到可喜的成果，发现自身的潜力，明白只要努力就有希望变得更好。不苛求、更不能让孩子在头脑中牢牢绷紧"第一、最好"这根弦。如果父母为了"赶进度"逼孩子，或孩子急、大人也急的话，孩子的焦虑症状就会恶化。

三、环境舒适度体验

良好的家庭环境和氛围能够有效地预防儿童焦虑障碍的发生，而这种气氛需要夫妻双方和孩子共同经营和维护，所以夫妻之间不论有多大的分歧，尤其是面对孩子的教育问题，都不要在孩子面前表露出来不良情绪，夫妻之间更不能吵闹、恶语伤人，避免以一些外界因素刺激孩子。当孩子做错了事或情绪不稳时，告诉他"没关系""大胆些""不要怕""再试一次""爸爸妈妈相信你"之类的话，以此更好地帮助孩子建立自信，学会应对困难，并形成开朗乐观的性格，从而降低焦虑情绪的发生。

四、儿童的心理支持

家长耐心地倾听孩子，与之建立良好的信任关系，使孩子在家长面前不设防，自觉自愿地吐露内心的忧虑。在听孩子述说时，家长对他所说的内容及时做出相应的反应，对其痛苦适当地表示同情，这有助于孩子消除顾虑和紧张情绪。

五、保持平和的心态

有些孩子争强好胜、自信心却不足。如果几个小朋友做同一件事自己有可能得不了第一，立刻会表现出不高兴、不踏实的神情。对这类孩子，父母不妨坦然告诉孩子，"能不能得第一并不重要，只要你努力就足够了。"

六、必要的挫折感

如果孩子的正常生活发生比较大的变化，比如入园、入学、搬家，父母最好先收集一下新环境周围的信息，看看是否有合适的小伙伴，然后主动跟孩子说一说有关的事，并带孩子先看看新环境，以便孩子有心理准备。至于父母离异这类使孩子心灵发生震颤的事件，也应事前给孩子沟通，说法可以委婉一些。如果孩子比较小，可对孩子讲，爸爸（或妈妈）要出国或长期驻在外地，会离开比较长的一段时间，为的是让孩子能够自然地接受家里少了爸爸（或妈妈）的生活。

（朱 峰 陶 洪）

|下 篇|

抑郁障碍

第七章 抑郁障碍

第一节 什么叫抑郁障碍

　　小林，女孩，16岁。高二文理分班之后觉得不适应，开始出现心情烦闷、学习吃力、记性变差、听课不专心等症状，觉得数理化总学不好。患儿常常无原因地想哭泣，多次用小刀割伤自己的手指。觉得学习很吃力，成绩开始下降，尤其遇到难题时就控制不住自己的情绪，有撕试卷、自残的行为。每次月考前患儿的情绪波动都很大，一想到考试就无法控制地哭泣。因为一周后有考试，患儿再次在家中大哭，对家人乱发脾气，不想上学，觉得干什么事都提不起劲。睡前常在想自己以后的人生该怎么办，折腾好几个小时才能睡着，有时甚至整晚都无法入睡，夜间容易惊醒，天还没亮就醒，且难以再次入睡。白天觉得很疲惫。常有轻生的想法，多次和朋友提起想要"跳楼"。跟父母谈心时提到"我觉得自己很没用，我这种人活着也是浪费粮食"。

　　在这个案例中，这个小姑娘患有抑郁障碍。儿童抑郁障碍是以持续的情绪低落为特征，严重影响患儿的学习和日常生活，无法进行正常的学习、交友，兴趣减退，甚至出现了伤害自己的意图，如果不加以治疗将可能产生自杀等严重后果。

　　2014年，世界卫生组织在日内瓦发布的《全球青少年健康》报告显示，在

10~19岁的青少年中，抑郁障碍是致病和致残的主要原因。13~18岁的青少年符合DSM-IV中抑郁障碍或恶劣心境诊断的终生患病率占11.2%，而"严重"病例的终生患病率为3.3%。国内目前尚缺乏儿童青少年抑郁障碍的全国性流行病学调查资料，但地区性流行病学调查显示抑郁情绪的检出率、抑郁障碍现患率与国外研究差异不大。例如，湖南省5~17岁中小学生抑郁障碍的总体患病率为1.62%，其中重症抑郁患病率为1.59%。上海市8~12岁儿童抑郁障碍的总体患病率为1.60%，男性患病率（2.08%）显著高于女性（1.09%）。成都市儿童青少年抑郁障碍的总体患病率为1.2%。尽管受到分类方法、评估工具和标准、人群样本等多种因素的制约，国内外有关该病的流行病学数据不完全一致，但随着DSM-5诊断标准的广泛应用，该病的诊断分类出现了新的改变，随着各国家各地区研究合作交流地不断加深，新的流行病学调查研究也将更新。

儿童青少年抑郁障碍的病程平均为9个月，且复发风险非常大。其学校表现、同伴关系、家庭功能均受到不良影响，值得注意的是，大约有60%~70%的儿童青少年抑郁障碍会持续到成年，具有较高的患病率和自杀风险。应激压力、丧失体验、注意力问题、学习问题、品行障碍或焦虑障碍的儿童更易患抑郁障碍。那些经常给家庭和学校带来麻烦的儿童和青少年也可能患有抑郁障碍。

在青春期，部分青少年可出现抑郁症状，但未达到抑郁障碍的临床诊断标准。与儿童期的抑郁症状相比，青少年人群的抑郁症状更为明显，常表现为愤怒、发脾气、疏远父母、逃学厌学、学习成绩下降、自残行为等。

第二节　抑郁障碍患儿的表现

一、常见症状（西医）

儿童青少年抑郁障碍的突出症状是抑郁情绪，与成人期的抑郁症状既相似又有差异。在发育阶段，孩子的情绪常有很大的变化，很多病理性情绪常被家长错判为正常的情感和心理变化。例如，孩子隐藏的抑郁情绪常常表现为易怒、易激惹，以及行为问题等，这在年龄较小的孩子身上经常发生；而年龄稍大的青少年的抑郁情绪则更多是表现为与成人类似的情绪低落、自责、绝望感和负性认知等。也就是说，不同年龄阶段、不同个体的症状常有不同的表现。大多数患儿的抑郁情绪都会影响其正常的社会活动和社会行为，比如对学校和同伴失去兴趣、学习成绩明显下降，出现不愿意上学、逃学等行为。也有部分患儿会出现物质滥用，比如开始使用酒精，甚至毒品。抑郁障碍的具体表现有以下几个方面：

（一）情感症状

抑郁障碍患儿常表现为明显的抑郁情绪，觉得悲伤、无助、空虚等，甚至无故哭泣。对一点小事感到绝望、愤怒、易激惹，不受控制地发脾气，尤其是对父母，甚至摔东西、打骂父母。自我评价低，无价值感，认为自己干什么都不好或总比别人差，进而产生自责、自罪等想法。将一些生活事件，比如过去的失败等过分夸大，变得过分担心。严重者觉得自己是家庭的累赘，觉得未来没有希望，常常思考与死亡有关的主题，会出现自杀想法、自残行为，甚至有自杀计划和自杀行为等。

（二）思维障碍

抑郁障碍患儿的思维障碍主要表现为思维迟缓，患儿往往会说"觉得自己脑子转得很慢""自己变笨了"，表现为反应慢，语速慢，语量少。还表现为跟不上正常的学习进度，觉得上课老师讲的东西听不懂，学习很吃力，并伴有学习成绩下降等现象，这会进一步加重患者的自卑、自责等抑郁情绪。

（三）精神运动性迟滞或激越

精神运动性迟滞的患儿，主要表现为活动减少、少语少动，行动迟缓，做一些日常行为常常需要很长时间，严重者可能整日卧床少动；精神运动性激越的患儿，主要表现为烦躁、发脾气、坐立不安、来回踱步、紧张、无法控制自己的行为等。

（四）躯体症状（隐匿症状）

患儿容易感到身体疲惫，缺乏活力和朝气。会出现各种类型的睡眠障碍，比如入睡困难、睡眠中途易醒、早醒，失眠或睡眠过多、睡眠节律紊乱（睡眠时间颠倒，表现为白天睡而晚上不睡）等。患儿的食欲发生变化，部分患儿表现为食欲差、进食减少，在短期内有明显的体重减轻；部分患儿表现为食欲增多、暴饮暴食，明显增重；还有一部分患儿会表现为食欲减退与食欲增加交替出现。患儿会表现为多种躯体不适，比如躯体疼痛，其中最常见的为头晕、头痛、胃肠道不适等。部分躯体症状带有明显的暗示性，比如一靠近学校就出现，但若此时将孩子带回家，症状便会消失。

（五）行为改变

患儿有时会出现冲动过激行为、攻击行为、对抗父母。社交退缩，不愿意外出，不愿意参加集体活动，甚至都不愿与从前最亲密的朋友交流。对于日常活动或既往感兴趣的事情表现出兴趣减退，甚至丧失。出现自残、自杀等过激行为，主要表现为割伤自己、过度的穿刺（比如打很多耳洞、唇环）、多种形式的自杀行为等。

（六）精神病性症状

抑郁障碍患儿的精神病性症状主要表现为片段的幻觉和妄想，多见于青少年。抑郁障碍的妄想症状不像典型的精神分裂症的妄想那样荒谬、不切实际，而是大多与负性情绪相协调，主要是关系妄想和被害妄想。例如，患儿会认为学校老师或同学看不起他，常讲他的坏话，想迫害他等。

（七）不同年龄阶段抑郁症患儿的表现不同

儿童青少年的心理正处在不断发展中，不同年龄阶段的儿童青少年抑郁障碍的特点不尽相同。2006年，Dopheide汇总5项研究，总结了儿童青少年抑郁障碍的临床特征发现，3~5岁的学龄前儿童抑郁障碍的主要特点为明显地对游戏失去兴趣，在游戏中不断有自卑、自责、自残和自杀表现；6~8岁的儿童主要表现为躯体化症状，比如腹部疼痛、头痛、不舒服等症状，并有痛哭流涕、大声喊叫、无法解释的激惹和冲动等症状；9~12岁的儿童更多地会出现空虚无聊、自信心低下、自责自罪、无助无望、离家出走、恐惧死亡等症状；12~18岁的青少年更多地会出现冲动、易激惹、行为改变、鲁莽不计后果、学习成绩下降、食欲改变和拒绝上学等症状。

二、证候辨识（中医）

（一）肝气郁结证

天天，女孩，15岁，初三学生。母亲为了让她能考上重点高中，辞职后全职陪读。天天近几次模拟考试，发挥失常，成绩直线下滑，母亲认为自己全职陪读，付出诸多心血，考试排名却后退，非常恼怒，对她进行了接二连三地严厉的批评教育。之后女孩终日闷闷不乐，情绪不宁，喜欢唉声叹气，肚子痛，两乳胀痛，不舒服，觉得胸闷，经常打嗝，口中有酸水，食欲下降。女孩总是自责，认为自己笨，没有学习的天赋，近3个月的月经推迟未行，舌质暗红，苔薄腻，脉弦。

这是一个屡见不鲜的例子，在目前择优录取的升学制度下，家长和学生的压力都非常大，当现状不能达到预期的结果时，就容易产生抑郁障碍。中医认为，肝有疏泄的作用，调畅全身气机，使脏腑经络之气的运行通畅无阻，因而使人心情舒畅，既不亢奋又无抑郁。天天因成绩排名退步，受到母亲的苛责后，情志抑郁，郁怒伤肝，肝失条达，故精神抑郁，闷闷不乐，情绪不宁。足厥阴肝经，循少腹，挟胃，分布于胸胁，肝为女子之先天，气为血之帅，气行则血行，因肝气郁滞，气机不畅，气滞血瘀，肝络失和，所以出现少腹、两乳胀痛不舒。肝气犯胃，胃失和降，故脘闷嗳气，食欲下降，舌质暗红，苔薄腻，脉弦，也是肝气郁结的表现。

（二）气郁化火证

沐沐，男孩，10岁。平时家庭不和睦，父母经常争吵打架，对沐沐也是经常棍棒教育，近1年来，沐沐出现多愁善感、焦虑，对什么事都看不惯，时常担心这担心那，患得患失，经常逃学和同学打架。动不动就因为一点小事生气，对任何人都不亲近。近1年来，没有出现过一次笑脸，用他自己的话说，是不知道怎么笑了，觉得口干、口里有苦味，喜欢喝冷饮，经常头痛，耳朵里有声音，食欲下降，大便干结如羊屎状，4天左右大便一次。舌质红，苔黄，脉弦数。曾到医院就诊被诊断为抑郁障碍，西医治疗（具体不详）一段时间后好转，但不久又恢复原来的症状。遂来求中医治疗。

中医认为，"肝在志为怒，郁怒伤肝"，怒志每个人都有，一定程度内的情绪发泄对维持人体的生理平衡有重要意义，但大怒和气郁不解，对人体是一种不良刺激。沐沐因为父母不和，日久气郁不解，加上小儿为纯阳之体，易寒易热，且肝常有余，日久可以化热化火。肝和胆是表里相合的关系，肝气疏泄，调畅气机，促进胆汁生成和排泄，而胆气通利，又有助于肝气疏泄。两者协调合作，使胆汁疏利进入肠道，可以帮助脾胃消化食物。所以肝气郁结，疏泄不利，就可以影响胆汁的排泄功能，影响胃肠消化功能，继而会出现口苦，食欲下降的症状；肝火犯胃，胃肠有热，耗伤津液，故口干而苦，大便秘结。肝郁日久化热化火，所以性情急躁易怒，好发脾气，气郁化火，火性炎上，循肝脉上行，上扰头目，则见头痛、耳鸣。性情急躁易怒，舌红，苔黄，脉弦数，均为肝火有余，气郁化火之象。

（三）气滞痰郁证

乐乐，女孩，10岁，小学四年级学生。因生气而发病，目前患病已2个多月，主要症状就是不爱讲话，问话不答，终日郁闷不乐，对任何事情都不感兴趣，索然乏味，面无表情，自诉咽喉不舒服，好像有东西堵住了一样，胸口胀痛，食欲不好，面色青黄，身体瘦弱，学习受影响，舌淡，苔白浊厚腻，脉弦滑。到多家医院诊治，均诊断为抑郁障碍，服用西药治疗2个多月，没有显著效果，前来寻求中医诊治。

郁证有虚实之分，初得者或小孩多属实证，而且大多属于气滞痰郁证。因发病有明显的生气诱因，肝郁，表现为郁闷不乐，索然乏味。胁为肝经之所过，气失舒展，经络瘀滞，故见两胁胀痛。肝郁脾虚，脾运不健，生湿聚痰，痰气郁结于胸膈上方，故自觉咽中不适如有物梗阻感，咯不出，咽不下，中医称为"郁证、梅核气"，苔白浊厚腻，脉弦滑也是气滞痰郁的表现。

（四）忧郁伤神证

桐桐，女孩，15岁，正值初三升高中。孩子学业繁重，压力甚大，经常晚上睡觉不踏实，很难入睡，而且入睡后很容易醒来，晚上噩梦连连，白日头昏脑涨，精神恍惚，觉得疲惫不堪，全身无力，上课时注意力难以集中，心神不宁，总是心烦懊恼，疑神疑鬼，动不动就哭，记忆力明显比以前差，反应迟钝，觉得自己再怎么努力，也考不上重点高中，曾在多家三甲医院诊断为抑郁障碍，并用抗抑郁药物治疗。舌质淡，苔薄白，脉弦细。

中医认为，心为君主之官，心藏神，心神得养则神志清晰、思维敏捷。桐桐学习压力大，经常晚睡，五志过极，忧郁不解，心气耗伤，营血暗亏，不能奉养心神，故见精神恍惚，心神不宁，注意力涣散、反应迟钝、失眠健忘。心神惑乱，不能自主，则见多疑，悲忧善哭。舌质淡，苔薄白，脉弦细，为气郁血虚，忧郁伤神之象。

（五）心脾两虚证

强强，男孩，9岁。留守儿童，常年和年迈的奶奶生活，时常觉得孤独忧郁。春节过后，父母再次外出务工后不久，他就出现心慌、胸口闷，头晕疲倦，严重缺乏安全感，胆子小，学习无信心，自卑，面色苍白，食欲不好，晚上睡觉不安稳，在当地医院开取中药口服，病情未见明显好转。就诊时患儿仍觉心慌少气，气接不上来，不想说话，疲倦，时有头晕目眩，记忆力下降，多汗，食欲不佳，舌质淡，脉细弱。

中医认为，心主血，为五脏六腑之大主，脾统血，有运化水谷，化生气血的生理功能。心气亏虚，不能温养脾土，加上小儿本身脾常不足，心脾两虚则致心悸，少气懒言、神疲乏力的表现。患儿为留守儿童，父母长期外出，想念父母，劳心思虑，忧思伤脾，心脾两虚，心失所养，故见心悸胆怯，睡眠不安，记忆力下降等症。脾胃为生化气血之源，脾不健运，饮食减少，气血来源不足，故见面色少华，头晕，神疲。舌质淡，脉细弱为心脾两虚之象。

（六）阴虚火旺证

华华，男孩，12岁。华华是家中独生子，在家中情绪忽好忽坏，性情非常急躁，易发脾气，有暴力倾向，稍不如意就摔凳子、摔手机、踢桌子。和奶奶诉说头痛，看天花板打转转，耳朵里总觉得有声音，眼睛胀痛，颜面发红，手心、脚心温度高，自己觉得和发烧一样，总是心烦睡不着，舌质红，少苔，脉弦细而数。曾多次到医院就诊，考虑"抑郁障碍"，予以西药与心理疏导治疗后，症状稍缓解，但是时有反复。

中医认为，肝藏血，主疏泄，肝阴不足，营血暗耗，阴亏则虚阳上浮，上扰头目，故见眩晕、耳鸣、头胀。肝藏志，肝阴亏虚，不能藏志，则情绪不宁，急躁易怒。阴血亏耗，心神失养，阴虚生热，虚热扰神，则心悸少寐而烦躁。两颧潮红，五心烦热，舌质红，脉弦细而数，均为阴虚有火之象。

第三节　抑郁障碍是怎样形成的

抑郁障碍是社会心理应激、遗传及生物学改变等多种因素交互作用的结果，其具体发病机制尚不明确。抑郁症的病因非常复杂，目前认为其与遗传、生物化学、社会心理文化等多种因素有关，同时这些因素并非独立作用，而是彼此之间存在交互关系，互相影响。

一、生物学因素

（一）遗传因素

家系研究发现儿童青少年抑郁障碍具有家族集聚性。父母一方或双方是抑郁障碍患者，其子女患抑郁障碍的风险明显增高，终身患病率约为15%~45%。抑郁障碍患儿亲属的患病率是普通人群的2倍。

有研究表明，在有抑郁障碍家族史的家系中，自杀行为也可能与遗传有关，因抑郁而发生自杀行为的青少年，其一级亲属自杀行为的终生发生率显著增高。双生子研究显示，单卵双生子的同病率为54%，而双卵双生子的同病率仅为24%。分子遗传学的候选基因研究发现，某些基因（比如5-羟色胺转运体基因连锁多态区、脑源性神经营养因子等）位点可能与儿童青少年抑郁障碍的发病风险有关。

目前的数据表明，儿童青少年抑郁障碍与遗传因素有关，但遗传方式尚不

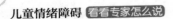
清楚，也未发现确定的基因。

（二）神经生物学

1. 神经生化

生物胺假说认为，以 5-羟色胺、去甲肾上腺素、多巴胺为主的单胺类神经递质的功能低下与抑郁障碍的发病有重要关系。研究发现，抑郁障碍患儿血小板中的 5-羟色胺转运蛋白下降，神经递质乙酰胆碱也可能与心境障碍有关。

2. 神经影像

神经影像的研究主要集中在结构性和功能性脑影像方面。在结构性脑影像研究中，使用磁共振成像技术对成人抑郁障碍进行研究，发现患者的边缘系统—皮质—纹状体—苍白球—丘脑这一神经解剖环路存在结构异常。儿童青少年抑郁障碍患儿的脑结构影像学研究则表明，这一环路的某些部位的结构表现与成人不一致，提示其与成人抑郁症的发病机制可能存在差异。弥散张量成像研究显示，抑郁障碍患儿的额叶—边缘系统结构异常、额叶脑白质微结构异常与抑郁障碍的发病机制有关。

功能性脑影像学涉及的研究主要在情感处理、认知控制、情感认知、奖赏处理和静息态功能连接等方面。多个研究显示，前扣带回可能是功能异常的主要部位，此部位的功能异常可能是患儿情绪障碍的负性情感和动机的认知控制力差的神经学基础。关于神经网络研究比较一致的结果是，抑郁障碍患儿的前扣带、腹正中、眶额叶皮质，以及杏仁核活动增加，但这些区域活动具体机制仍不清楚。

二、社会与心理因素

（一）父母婚姻关系不和谐

父母患有抑郁症、物质滥用或酗酒也会导致子女患抑郁障碍及其他问题（比如行为障碍、物质滥用）的风险增大。童年时期失去父母或父母离异也是破坏性情绪失调障碍和恶劣心境的危险因素。抑郁障碍患儿的家庭环境可能对疾病的形成有重要影响。

（二）不良的亲子关系

研究发现，抑郁障碍患儿与父母、亲属等存在长期关系不良的现象。父爱或母爱的缺失、家庭暴力、父母对孩子过多或过少的情感投入、父母不重视孩子的内心体验，以及父母离婚等，是导致不良亲子关系的主要因素。不良的亲子关系给父母也带来了不良影响，在家庭中，抑郁障碍患儿对其父母而言，也是一种心理应激。

三、环境因素

朋友较少、不爱沟通、缺乏亲密人际关系的儿童和青少年患抑郁障碍的风险较大。无家可归、难民、庇护收留的孩子都是抑郁障碍的高危人群。看守所内的少年犯、有肢体残疾或学习障碍的儿童青少年也是抑郁障碍的高危人群。

生活事件对于儿童青少年的影响存在很大的个体差异性。引起儿童抑郁常见的不良生活事件主要是父母不和、家庭暴力、虐待、性侵等。学业成绩差、被同学欺负、亲人重病或去世、留守儿童等也都是儿童青少年抑郁障碍的危险因素。

总之，儿童青少年抑郁障碍的病因、危险因素及发病机制错综复杂。儿童青少年的抑郁障碍是遗传易感性和环境因素的复杂交互作用的结果，即具有高危遗传因素的个体处于不良社会环境下，危险因素增加，更易引起疾病发生。

【中医的观点】

抑郁障碍属于情志病，外因为情志所伤，内因为脏气失调。中医认为情志活动由五脏化生，正如《素问》中所说："人有五脏化五气，可生喜怒悲忧恐"；也认识到精神活动过极可反作用于五脏，表现为"怒伤肝、喜伤心、思伤脾、悲伤肺、恐伤肾"，因此，中医对郁证病因病机的认识多围绕五脏功能失调而论。认为抑郁障碍的发生，多因郁怒、思虑、悲哀、忧愁等七情所伤，导致肝失疏泄，脾失运化，心神失常，脏腑阴阳气血失调而成。病机包括虚、实两个方面，实证的病机多为情志不调，引起"五郁"及"六郁"，虚证则多为情志过极损伤五脏，脏腑功能失调，其病位在脑，并涉及心、肝、脾、胆等诸多脏腑。

脑是精神活动的枢纽，为元神之府，精髓之海，主宰思维、意识、情志活动、记忆。心为君主之官，五脏六腑之大主。心藏神，主神志，主司意识、思维、情感、性格倾向等精神活动，所以情志所伤，首伤心神。脑中为元神，心中为识神，元神者，藏于脑，无思无虑，自然虚灵；识神者，发于心，有思有虑，灵而不虚。所以情志所伤时，可以出现郁证。肝，主疏泄，喜调达而恶抑郁，可以促进脾胃运化和胆汁的分泌排泄。若肝失疏泄，可以出现肝气郁结或肝气上逆，影响胆汁排泄，影响食物消化吸收，临床可表现为烦躁易怒、抑郁不乐、沉默欲哭、喜欢叹气，悲忧善虑、食欲减退，口苦、腹胀、腹痛。若肝胃不和，胃失受纳和降，可表现为恶心、呕吐、反酸。

第四节　抑郁障碍对患儿的影响

一、对人际交往的影响

在生活上，患儿因负性的情绪和认知，常常对生活感到无望，凡事都更倾向于感到悲伤和痛苦，无法体验到喜悦的情绪。面对目标和任务也常感到无法完成，因而退缩和逃避，最后演变成什么事情都不愿意去做。如此一来，患儿在人际交往中常表现出不适应，比如交不到朋友，或者与从前的朋友疏远，很多孩子会开始觉得交不到朋友是不是自己做错了什么，从而进一步加深自责、自卑的情绪。以上种种情况均严重影响孩子的生活、学习，会对整个家庭造成不良影响。

二、对学业的影响

患有抑郁障碍的孩子会出现容易疲惫、做事精力不佳，对从前感兴趣的事丧失兴趣。感到自己注意力难集中、记忆力下降、厌学。多数患儿的校内成绩明显下降，继而表现为不愿意上学，甚至无故要求休学、退学。严重的情况下，患儿会有逃学、离家出走的行为。

第五节　抑郁障碍的识别与诊断

一、筛查与评估

流行病学调查显示，在社区中儿童青少年的抑郁相较于成年人较难以察觉。对于儿童青少年的相关症状的识别尤为重要，当发现如下问题时，要警惕孩子出现相关抑郁障碍问题的可能，必要时及时带患儿前往相关科室门诊就诊。具体问题如下：

（1）持续较长时间（>2周）的情绪低落、开心不起来。

（2）活动减少，不愿外出、不愿与人交流。

（3）缺乏自信心，感到自卑、自责。

（4）做事无法集中注意力、记忆力下降、学习成绩大幅度下降。

（5）精力不足或过度疲劳。

（6）脾气大，经常跟父母、老师争执。

（7）睡眠障碍、食欲下降。

（8）总是考虑死亡或有自杀想法。

目前有很多相关的量表和问卷可以用于儿童青少年抑郁障碍评估和辅助诊断。常用的抑郁筛查量表如下：

（1）运用于普通大众的病人健康问卷量表。

（2）常用于儿童青少年的儿童抑郁量表。

（3）适用于评估6~17岁儿童青少年的最近感受和行为的心境和感受问卷。

（4）适用于8~13岁儿童的儿童抑郁障碍自评量表。

（5）主要用于13岁以上少年儿童的贝克抑郁量表等。

（6）还有一些用于综合评价的量表中有一些抑郁相关的条目。

二、诊断与诊断标准

目前的诊断标准主要是针对成人抑郁障碍设立，暂无明确的为儿童青少年设定的诊断标准。尽管儿童的抑郁症状不典型，使用成人的诊断标准并不完全适合，但目前在诊断过程中使用具有可操作性的成人诊断标准，仍然能够提高诊断可信度。

依据《精神疾病诊断与统计手册》第5版（DSM-5），抑郁障碍的诊断标准如下：

A. 在同样的两周时期内，出现5个或以上的下列症状，表现出与先前功能相比不同的变化，其中至少1项是（1）心境抑郁或（2）丧失兴趣或愉悦感。

1. 每天几乎大部分时间都心境抑郁，既可以是主观的感受（例如，感到悲伤、空虚、无望），也可以是他人的观察（例如，表现流泪）。

注：儿童和青少年，可能表现为心境易激惹。

2. 几乎每天或每天的大部分时间，对于所有或几乎所有活动的兴趣或乐趣都明显减少，既可以是主观体验，也可以是观察所见。

3. 在未节食的情况下体重明显减轻或体重明显增加（例如，一个月内体重变化超过原体重的5%），或几乎每天食欲都减退或增加。

注：儿童则可表现为未达到应增体重。

4. 几乎每天都失眠或睡眠过多。

5. 几乎每天都精神运动性激越或迟滞，由他人观察所见，而不仅仅是主观体验到的坐立不安或迟钝。

6. 几乎每天都疲劳或精力不足。

7. 几乎每天都感到自己毫无价值，或过分地、不恰当地感到内疚，甚至达到妄想的程度，并不仅仅是因为患病而自责或内疚。

8. 几乎每天都存在思考或注意力集中的能力减退或犹豫不决，既可以是主观的体验，也可以是他人的观察。

9. 反复出现死亡的想法，而不仅仅是恐惧死亡，反复出现没有特定计划的自杀意念，或有某种自杀企图，或有某种实施自杀的特定计划。

B. 这些症状引起有临床意义的痛苦，或导致社交、职业或其他重要功能方面的损害。

C. 这些症状不能归因于某种物质的生理效应或其他躯体疾病。

注：诊断标准A~C构成了重性抑郁发作。

注：对于重大丧失（例如，丧痛、经济破产、自然灾害的损失、严重的躯体疾病或伤残）的反应，可能包括诊断标准A所列出的症状，比如强烈的悲伤、沉浸于丧失、失眠、食欲不振或体重减轻，这些症状可以类似于抑郁发作。尽管此类症状对于丧失来说是可以理解或反应恰当的，但除了对于重大丧失的正常反应之外，也应该仔细考虑是否还有重性抑郁发作的可能。这个诊断结果必须要基于个人史和在丧失的背景下表达痛苦的文化常模来做出。

D. 这种重性抑郁障碍的发作不能更好地用分裂情感性障碍、精神分裂症、精神分裂症样障碍、妄想障碍或其他特定的或未特定的精神分裂症谱系及其他精神病性障碍来更好地解释。

E. 从无躁狂发作或轻躁狂发作。

注：若所有躁狂样或轻躁狂样发作都是由物质滥用所致的，或归因于其他躯体疾病的生理效应，则此排除条款不适用。

儿童、青少年抑郁障碍的识别率低，诊断难度大。儿童心理工作者在临床

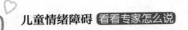

工作中正确识别儿童的症状，需要注意患儿发病症状的以下特点：

1.不同年龄阶段患儿的临床特征各有特点

3~5岁、6~8岁、9~12岁和12~18岁儿童的抑郁障碍大都有其临床特点，可参考前述临床表现章节。

2.抑郁情绪不典型

患儿不善于准确表达内心的抑郁感受，常常表现出悲伤和愤怒的混合情绪，既可以表现为情绪低沉，不愉快、悲伤、哭泣、不愿上学、对日常活动丧失兴趣、什么都不想玩、想死或企图自杀，也可以同时表现为易激惹、不服从管教、对抗、违拗，冲动、攻击行为、拒绝上学或无故离家出走等。《国际疾病分类》（第10版）将这种既有抑郁症又有品行问题的现象，称为抑郁性品行障碍。

三、鉴别诊断

（一）躯体疾病

某些躯体疾病可能是抑郁障碍发生的诱因。某些情况下，躯体疾病与抑郁障碍相伴发生，并无直接的因果关系。以下情况需要区分和鉴别：

1.神经系统疾病

很多中枢神经系统疾病，比如癫痫、肝豆状核变性、帕金森氏病等，可导致抑郁症状，通过神经系统检查可发现器质性病变的阳性体征。多数帕金森病患者可出现抑郁症状，使用抗抑郁药物治疗有效；颞叶癫痫所表现的病理性心境恶劣也常类似于抑郁发作，尤其当癫痫病灶位于右侧大脑时。

2.内分泌疾病

某些内分泌疾病可引起精神障碍和情绪变化，比如甲状腺功能亢进、甲状腺功能低下、皮质醇增多症等；有些内分泌疾病可能引起脑部病变，引起抑郁相关症状。

此外，单核细胞增多症、贫血、某些癌症、自身免疫性疾病等也可出现类似抑郁障碍的症状，且这些疾病的症状，比如疲劳、注意力不集中、睡眠和食欲紊乱，可能与抑郁症的症状重叠，需要进行鉴别。通过详尽的病史、认真的体格检查、必要的实验室检查，不难鉴别。大多数患儿随着原发疾病的好转，抑郁症状也会随之缓解。

（二）其他精神障碍

1. 儿童精神分裂症

精神萎靡不振、社会退缩、情绪低落、自责或自罪观念、自杀想法等，都可见于儿童精神分裂症，容易被误诊。儿童精神分裂症存在较为突出的性格改变，持续出现离奇的妄想或评论性幻听。而抑郁症状则多继发于原有的精神病性症状，思维内容与情绪反应不协调，结合缓慢而持续发展的病程或有精神疾病的家族史，区分两者并不困难。

2. 广泛性焦虑障碍

在很多情况下，焦虑与抑郁是一种共存的状态，有时无法明确地鉴别开来。此时需要明确患儿的主要临床表现，是以持续低落的抑郁心境为主，还是以紧张担心等焦虑症状为主，全面评估之后，方能做出正确诊断。在治疗时，应针对主要症状考虑。

3. 单纯悲伤反应

孩子失去所喜爱的人或物会给其带来极严重的后果，可引起情绪抑郁、食欲减退、体重减轻及失眠。但这些反应一般不会使孩子产生"生命没有价值"的感受，并无精神运动性迟缓，无自责自罪，无快感缺失，且很少反复发作。这些悲伤反应可在事件出现后立即发生，持续时间一般不超过2~3个月。悲伤反应如果长期不消除，也可能发展为抑郁障碍。

第六节　怎样治疗抑郁障碍

一、治疗原则

　　儿童与青少年抑郁障碍的治疗一般包括心理治疗、药物治疗和物理治疗。抑郁发作的程度为轻度或者中度时，可以考虑先做心理治疗，如果治疗4~6周之后，症状仍没有得到明显改善，可进行药物治疗。严重的抑郁障碍患儿，首先应选择药物治疗。对于有自杀倾向或木僵、拒食及采用其他治疗无效的患儿，年龄在12岁以上者应在医生的建议下采用无抽搐电休克治疗。

二、治疗方案

（一）心理治疗

　　心理治疗适用于各个年龄阶段的儿童青少年。不论哪种心理治疗方法，治疗师都需要与父母一起配合进行。一般来说，患儿的年龄越小，治疗师与父母配合的时间将越多。儿童青少年抑郁障碍的心理治疗，包括认知行为治疗、人际心理治疗、家庭治疗、团体心理治疗、精神分析/动力性心理治疗、游戏治疗、艺术治疗等。

1. 认知行为治疗

　　认知行为治疗对于症状较轻的抑郁障碍患儿来说，是首选治疗手段。根据认知的素质-应激模型，抑郁是认知易感性和应激性生活事件相互作用的结果。抑郁的认知结构是对自我和环境的消极思考。抑郁障碍患儿选择性地注意周围环境的负性刺激，对于自己和周围的世界有着消极的看法。抑郁的行为模型是遇见不良事件时会引起正常适应性行为的瓦解，使用适应不良事件的方法控制自己抑郁的感受，结果使得抑郁感受更糟糕。而认知行为治疗就是改变这种导致情绪低落的认知行为模式。

在抑郁障碍急性发作期，认知行为治疗通常包含12次会谈，每周一次，每次60~90分钟。在整个治疗过程中，大多数会谈是一对一会谈，但如果需要的话可以进行家庭会谈。在每次进行单独会谈开始前，治疗师通常会花5~10分钟先和家长进行沟通，了解情况。会谈开始时，治疗师会先和患儿一起拟定本次会谈的程序，然后回顾患儿目前的情绪症状，并对自杀风险进行评估。之后，对上次会谈结束后到现在这段时间里发生的事情，以及对练习的认知行为治疗技术进行回顾。接下来，治疗师对上次会谈中涉及的问题进行回顾，包括家庭作业，并利用剩下的会谈时间教给患儿新的技术，通过角色扮演和患儿一起利用新技术进行练习。在继续下一步之前，治疗师先获取来自患儿的反馈，之后再和患儿一起拟定家庭作业。虽然各种具体的认知行为治疗指南所强调的技术会存在些许不同，但主要包括心理教育、情绪监测、问题解决、认知重建、情绪管理、行为激活、社交技能训练、家庭干预、放松技术、复发预防。

心理教育包括识别原因、确定治疗方法、设定治疗目标，通常在头两次会谈中会与患儿、家庭一起完成。情绪监测是使患儿能够觉察到各种不同的情绪，并要求患儿记录每日的情绪。通过识别问题是什么、找出不同的解决方法，并评估各种方法的结果，来训练儿童学会解决问题的方法。认知重建是引导儿童认识到自己思维过程中的歪曲，并帮助他们形成更具适应性的思考方式。情绪管理是使用情绪温度计来介绍情绪强度的概念，帮助患儿意识到不同的强度会有不同的生理和心理线索，并教给儿童情绪管理策略。行为激活是要求患儿每天花更多时间去参加让他们愉快的活动，并教育他们在参加这些活动前不需要先改善自己的情绪。社交技能训练是教给他们有效的沟通技巧，比如问候、积极倾听，并且在角色扮演中保持眼神接触。家庭干预是教给家庭成员有关抑郁和治疗的知识，向他们介绍认知行为治疗中的不同概念，并通过设置清晰的治疗目标来对过高的期待进行处理。放松是教给患儿腹式呼吸、渐进式肌肉放松，以及引导想象作为患儿应对压力情景的方法。复发预防是提供支持性会谈来对认知行为治疗模型进行强化，监测抑郁的复发，并为未来可能出现的应激源做好准备。

认知行为治疗也可用于自杀预防。治疗目的在于减少近期自杀未遂的儿童所面对的自杀风险因素。因为对于儿童而言，在第一次自杀未遂后的3~6个月内重复这些自杀行为很常见。认知行为治疗通过帮助儿童发展出更具适应性的应对技能，从而最终避免自杀想法、自杀行为。

2. 人际心理治疗

人际心理治疗基于"抑郁发生于人际关系互动的背景"这一假设。能够解决患儿的人际冲突，以及帮助患儿适应环境，尤其适合亲子关系矛盾冲突、单亲家庭，以及家人角色模糊的儿童。其治疗目的是发现并治疗抑郁症状和与抑郁发作相关的问题，治疗效果较好。

3. 家庭治疗

家庭治疗的目的是改变家庭成员间的互动，改变与儿童问题相关联的关系模式。治疗开始时，治疗师会向家庭的全部成员做出家庭治疗的说明和原则等，建立较好的治疗关系；然后治疗师再运用具体的方法，来改善儿童的情绪行为及家庭成员之间的关系；当家庭养成自行审察、改进的习惯，并能维持改善的行为时，则治疗师就慢慢退出，家庭恢复自然秩序。家庭问题与儿童抑郁障碍的发生有较高的相关性，所以对儿童抑郁障碍患儿进行家庭治疗是必要的。

4. 团体心理治疗

由于青少年心理发展的自我中心化，以及与父母的情感日渐分离，团体治疗能使他们在同辈群体中找到认同感。使用支持性团体心理治疗能让抑郁障碍患儿总结经验，相互支持，提高应对能力，快速减轻患儿症状，而社交技巧训练的团体治疗是着重于病人的自我肯定、情绪认知，提高患儿对人际冲突的解决能力，完善自我概念，显著改善患儿的社会功能。

5. 精神分析/动力性心理治疗

对青少年进行精神分析治疗的目的，包括减少病理性防御机制的使用，解决既往心理创伤，对家庭与自我能力有更大程度的接纳。多数研究发现，精神分析治疗不仅能改善症状，也能帮助患儿改善其社会功能。

沙游治疗是一种充满乐趣且意义深远的精神动力学心理治疗方法。在治疗过程中，治疗师提供沙盘、水、许多物件和材料，患儿在沙盘所限定的区域里，运用这些道具发挥自主想象，创造一些场景。这个场景是患儿的内心世界被具体形象地展现，患儿创造了自我的世界，然后改造这个世界，沙盘就是一个介于患儿内心世界和外在生活的"中间地带"。它可以呈现和澄清患儿所面临的问题，以及使儿童专注在治疗室。它借助于沙盘和各种物件，使儿童的问题以物化的方式真实重现，同时儿童也可以在沙的世界中进行动态演绎，从而身临其境地感觉、体验、反复检验内在的迷惑和感觉，并在动态发展中调整自己的认知结构和行为模式。对未来生活进行演练，甚至可以创造性地与内在自我、他人和社会进行心与心的对话与交流。

6. 游戏治疗

游戏治疗是以游戏活动为主要媒介，让患儿有机会自然地表达自己的感情或暴露问题，产生心理投射和升华，从游戏中获得解脱，促进身心发展的一种心理治疗方法。游戏能使患儿提高专注力，表达困扰和不安，加强快乐和控制自己的感受，通过想象创造、探索和寻找自己的世界来学习真实的世界。治疗师无条件地接纳患儿，并尽快和患儿建立温馨的关系，治疗师作为患儿的跟随者，不会引导患儿的行为和对话，但会观察患儿的情绪，反馈给患儿，帮助患儿明白自己的行为，接纳自我，提高自信，为自己的行为负责。

7. 艺术治疗

由于年龄因素和认知因素的影响，与那些需要用语言表达的心理治疗方法相比，艺术治疗的支持者认为患儿更易用艺术形式来表达自己的困难情绪或者想法，因此艺术治疗让患儿通过各种艺术方法，比如绘画、音乐、黏土造型制作等过程，自由表达与抑郁有关的各种困境或压力。治疗师以此帮助患儿将抑郁症状与压力通过艺术作品而得到外化，与个体分离，使得个体有机会在治疗师的帮助下寻求更好的方法来解决抑郁困境。艺术治疗尤其适用于因症状或者语言发育障碍导致语言表达与沟通困难的患儿。

8.学校辅导与咨询

学校既是一个促进儿童认知发展的重要场所，又是一个促进儿童社会化的场所。儿童青少年在学校可能会遭遇各种压力事件，比如同伴关系、师生关系、学习困难、暴力或欺凌等，如果应对能力差或者缺乏解决问题的能力，或者在学校得到的支持与帮助少，都很容易诱发或者导致儿童青少年产生抑郁情绪。因此，了解抑郁障碍患儿在学校的学习、人际互动、是否遭遇特别的压力事件，以及是否获得良好的支持，对有上述问题的孩子，学校心理辅导老师宜及时给予积极地帮助，及时识别患儿的抑郁情绪，发现病情严重者，宜及时转诊至当地专科医院。

简言之，无论采用上述哪一种或多种心理治疗方法，治疗师均应结合儿童青少年的具体情形，定期与父母或家庭主要养育者、学校老师等一起配合，及时与家庭、学校等机构的人员面谈，最大限度地帮助患儿的主要养育者更好地理解其心理需求与面临的困境，提供积极的、切实可行的建议，帮助患儿的主要养育者发展出适应患儿发展的良好环境。

（二）药物治疗

儿童青少年抑郁障碍的药物治疗一直存在比较大的争议，主要集中在药物治疗的疗效、不良反应，以及自杀风险等方面。根据相关资料和实践经验，儿童青少年常用抗抑郁药物，包括舍曲林、氟伏沙明、圣·约翰草提取物、氟西汀、艾司西酞普兰；还有其他抗抑郁药物，比如文拉法辛、米氮平、安非他酮、度洛西汀等。

抗抑郁药物可有效改善抑郁情绪，对伴随的焦虑、紧张情绪和身体不适也有较好的效果。荟萃分析发现，56.6%的抑郁障碍患儿从选择性5-羟色胺再摄取抑制剂治疗中获益，而安慰剂组的获益者则仅为45.8%。这表明选择性5-羟色胺再摄取抑制剂在治疗儿童青少年抑郁障碍中具有较好疗效，为临床实践提供了重要的循证医学依据。

1. 选择性5-羟色胺再摄取抑制剂

常用于儿童青少年抑郁障碍患者的选择性5-羟色胺再摄取抑制剂主要包括：

舍曲林　舍曲林对儿童青少年抑郁障碍和强迫障碍同样有效，该药可用于6~17岁的强迫障碍患儿的治疗。虽然舍曲林尚无儿童青少年抑郁障碍的临床适应证，但研究显示，舍曲林对儿童青少年抑郁障碍的临床显效率和抑郁症状改善程度，均明显优于安慰剂。

舍曲林的主要不良反应有恶心、腹泻、厌食、呕吐、激越、尿失禁和紫癜等。

氟伏沙明　氟伏沙明可用于8~17岁的强迫障碍患儿。目前，虽然没有关于氟伏沙明对儿童青少年抑郁障碍的系统性随机双盲对照研究，但部分研究表明，氟伏沙明可以缓解患儿的抑郁症状。

氟伏沙明的常见不良反应有恶心、呕吐、困倦、口干、过敏等，但一般连续使用2~3周后，不良反应可逐渐消失。

氟西汀　氟西汀对儿童青少年抑郁障碍具有较好疗效，可缓解抑郁障碍的相关症状，临床缓解率较安慰剂高。氟西汀用于治疗8~18岁的抑郁障碍患儿。

氟西汀的主要不良反应包括胃肠道不适、厌食、运动不安、头痛、睡眠障碍和皮疹等。

艾司西酞普兰　艾司西酞普兰对于抑郁障碍患儿的疗效明显优于安慰剂。艾司西酞普兰可用于治疗12~17岁的抑郁障碍患儿。

艾司西酞普兰的不良反应多发生在开始治疗后的第1~2周，主要包括感冒样症状、头痛、痛经、失眠和恶心等。

2. 其他新型抗抑郁药物

圣·约翰草提取物 圣·约翰草提取物可用于12岁以上的患儿。圣·约翰草提取物的抗抑郁机制尚不清楚，但金丝桃素和贯叶金丝桃素可能是圣·约翰草提取物抗抑郁的关键成分。金丝桃素能提高脑中5-羟色胺、去甲肾上腺素和多巴胺的水平；贯叶金丝桃素可抑制突触小体对5-羟色胺、去甲肾上腺素和多巴胺的摄取。有研究提示，圣·约翰草提取物治疗儿童青少年抑郁障碍的缓解率约为75%~90.8%，且不良反应不明显，不易转躁，药物相互作用少，具有较高安全性。

圣·约翰草提取物的主要不良反应，包括可能引起皮肤对光的敏感性增加，暴露在强阳光下可能会出现类似晒伤的反应，特别是有皮肤过敏的患儿较为明显。少数患儿可有胃肠道不适、疲劳等症状。

文拉法辛 文拉法辛对儿童青少年抑郁障碍也具有较好的疗效，有效率约为71%，高于安慰剂的60%。

文拉法辛的常见不良反应，包括口干、恶心、厌食、便秘、眩晕、嗜睡、怪异梦境、失眠、出汗等。

米氮平 有研究报道，米氮平对儿童青少年抑郁障碍具有一定疗效。

米氮平的常见不良反应，包括疲倦、食欲增强和眩晕等。

3. 药物治疗的总体原则

（1）个体化治疗原则

开始选择药物及考虑首次药物剂量时，应根据患儿的年龄、身体状况、伴随的其他疾病、病情的特点、既往用药治疗史、药物的不良反应来综合确定，因人而异，对每个人进行个体化合理用药治疗。

（2）单一用药原则

尽量单一用药，如果抑郁障碍发作时伴随有幻觉、妄想等精神病性症状，联合使用抗抑郁药和抗精神病药比单用抗抑郁药恢复更快，但在精神病性症状缓解后，应及时停用抗精神病药，这样可以避免长期应用抗精神病药所导致的不良反应。

（3）缓慢加量原则

药物应从小剂量开始，逐渐缓慢地加量，如果出现严重的药物副反应，立即停药，就近医院治疗。如果出现较轻的药物副反应，患儿也可以慢慢适应直至副反应消失。另外，尽可能使用最小有效剂量控制病情，这样效果好，不良反应少，服药依从性就好，利于病情的恢复和稳定。

（4）用药期间加强看护

抗抑郁药一般在服用后2~4周才开始起效，对于存在自杀想法，甚至出现自杀行为的患者，在此期间看护者应该特别注意看护和照顾，尽量贴身看护，因为个别药物会在这段时间加强患儿的自杀想法，甚至再次出现自杀行为，所以看护者一定要重视，以防意外的发生。

（5）剂量和疗程要充足

一旦选择使用抗抑郁药物，应保证足够的药物剂量和足够长的治疗时间，至少观察4~6周，并酌情增加到合适的治疗剂量。若疗效不明显，可考虑换药治疗，或合并无抽搐电休克治疗。

（6）监护人知情原则

用药前，医生会向患儿及家长说明该药物的作用、特点，以及可能发生的不良反应、不良反应的处理。用药过程中，患儿和家长需要密切观察病情的变化、身体的变化，以及药物的不良反应，并及时处理，必要时寻求帮助。

（7）全程治疗原则

因为抑郁障碍为高复发性疾病，关于抑郁障碍药物治疗的疗程，目前倡导的是全程治疗。在美国儿童青少年精神病学会（AACAP）推荐的重度抑郁障碍的治疗方案中，药物治疗分为3个阶段。

①急性期治疗：指从开始治疗到症状缓解，治疗策略是先单一用药，选择安全性高、不良反应轻、毒性低的药物，选择性5-羟色胺再摄取抑制剂是首选药物。在急性治疗期，症状较轻的可以在门诊治疗；对于症状较重且伴有精神病

性症状或精神运动迟滞（指不吃不喝不动，无论是思维还是身体都迟缓），以及有自杀企图/行为者，需要住院治疗。

②巩固治疗：急性期治疗有效的患儿，需要维持此最小有效剂量6~9个月以防复发。在巩固治疗期间，若因其他原因决定不再继续服药治疗，则应逐渐减少药物剂量至停用，需要6周或者更长的时间，以避免撤药反应，即突然停药或减量太快所致的病情反复，甚至加重、身体功能失调等不良反应。

③维持治疗：对于复发风险较高的患儿应考虑维持治疗，有过2次或者2次以上抑郁发作的患儿应维持治疗至少1~3年，有过3次及3次以上抑郁发作并伴有精神病性症状的患儿，存在严重的社会功能不全、严重的自杀行为或者治疗不配合的情况的患儿，则需要更长时间的维持治疗来预防抑郁障碍复发或病情反复。如需终止维持治疗，也应缓慢减量，以便观察患儿有无复发的迹象。一旦发现患儿有复发的早期征象，应迅速恢复原治疗。切忌突然停药。

（三）中医治疗

1. 辨证治疗

（1）肝气郁结证

治法：疏肝解郁，理气畅中。

主方：柴胡疏肝散加减。

常用药：柴胡、枳壳、香附、陈皮、川芎、芍药、甘草。

（2）气郁化火证

治法：清肝泻火，解郁和胃。

主方：丹栀逍遥散合左金丸。

常用药：牡丹皮、栀子、柴胡、当归、芍药、薄荷、茯苓、生姜、大枣、黄连、吴茱萸。

（3）气滞痰郁证

治法：行气解郁，化痰散结。

主方：半夏厚朴汤加减。

常用药：半夏、厚朴、茯苓、紫苏、生姜、香附、枳壳、佛手、旋覆花、代赭石等。

（4）**忧郁伤神证**

治法：甘润缓急，养心安神。

主方：甘麦大枣汤加味。

常用药：甘草、小麦、大枣、酸枣仁、柏子仁、茯神、合欢花、珍珠母、钩藤、当归、生地黄等。

（5）**心脾两虚证**

治法：健脾养心，益气补血。

主方：归脾汤加减。

常用药：白术、当归、白茯苓、黄芪、远志、龙眼肉、酸枣仁、人参、木香、炙甘草、郁金、合欢花等。

（6）**阴虚火旺证**

治法：滋阴清热，镇心安神。

主方：滋水清肝饮加减。

常用药：牡丹皮、山栀子、泽泻、炒枣仁、茯苓、柴胡、当归、赤白芍、生地黄、山药、山萸肉等。

2.中成药

（1）**丹栀逍遥丸**　用于气郁化火证。

（2）**交泰丸**　用于心肾不交证。

（3）**归脾丸**　用于心脾两虚证。

（4）**柴胡舒肝丸**　用于肝气郁结证。

3.针灸治疗

（1）**体针**

对患者的脏腑状况进行辨证后取穴。第一组穴位是五脏俞加膈俞，即心俞、肺俞、脾俞、肝俞、肾俞及膈俞。应用这组穴位的理由是，抑郁症波及的脏腑是心、肝、脾、肺、肾，并由于抑郁症多是情志不畅导致的气血瘀阻，从而伴有瘀的证候。膈俞是血的会穴，有活血化瘀的作用，因而选用五脏俞会达到静心安神、补肾健脾、平肝疏气的作用，而使五脏气机调和，脏腑功能逐渐趋于正常。第二组穴位是神庭、百会、安眠、神门、三阴交。如果患儿的情绪不稳或低沉郁闷，可加合谷、太冲穴；如果患儿感到腹中有气上下窜动或腹胀，可加气海、中脘、内关、璇玑穴，起到行气宽胸止胀的作用。

在治疗中，这两组穴位可以交替使用，患儿可以得到平心清脑、安神定志的作用。如果患儿同时伴有其他症状，也可以加选其他相应的穴位治疗。

（2）电针疗法

头部取穴：百会、印堂、四神聪。

耳穴取穴：神门、皮质下、枕、神经衰弱区。

辨证选取体穴：肝气郁结选太冲、行间、膻中、肝俞；血行瘀滞选膈俞、血海、期门；气郁化火选劳宫、内庭、中冲、大陵；痰气郁结选天突、璇玑、丰隆、间使；心脾两虚选心俞、脾俞、神门、足三里；肝阴亏虚选太溪、三阴交、照海、肝俞、肾俞；胸闷、心悸选内关、膻中、心俞；腹痛腹胀、食欲不振选中脘、足三里、内庭、脾俞、胃俞；便秘选天枢、支沟；便意频繁、肛门下坠选百会、会阳、长强；小便频数选中极、膀胱俞、三阴交；睡眠不适选百会、神庭、神门、三阴交、太溪、太冲。

（3）体针配合埋针治疗方案

疏肝调神针灸方案治疗抑郁障碍的方案是，针刺四关（左右合谷、太冲）、百会、印堂穴，艾灸四花（左右肝俞、胆俞）并在心俞（双）、肝俞（双）埋皮内针，埋线配合针刺治疗抑郁症，以膻中、鸠尾、四神聪、间使、足三里、心俞、肝俞、肾俞、神门、合谷为主穴，均取双侧，于心俞、肝俞、肾俞应用埋线法。

（4）用针刺配合头面部推拿治疗

肝郁气滞型抑郁障碍，取穴以期门（双）、肝俞（双）、百会、内关（双）、水沟、三阴交（双）、太冲（双）为主穴进行针刺，并以安眠、印堂、攒竹、太阳等穴为重点进行推拿治疗。

第七节　家庭康复要点

一、家庭健康教育

青少年儿童的抑郁障碍有其特殊性，家长应该加强认识，对其疾病情况有相应的了解。如果孩子有抑郁障碍的相关症状并持续了两周以上，家长就应该带您的孩子到正规的医疗机构寻求帮助，专业人员可对父母或主要照顾者和孩子进行心理健康评估、相关的访谈，以及额外的心理测试。

（一）正确认识疾病

作为家长，有时容易否认孩子有精神心理方面的问题。这来源于对疾病的社会偏见和病耻感，或不能正确认识到疾病的严重性。您可能会因此推迟寻求精神卫生专业人士的帮助。作为父母，应该理解抑郁障碍并认识到治疗的重要性，这对孩子未来的成长是非常重要的。只有积极地接受了正确的帮助，孩子才可能拥有健康的身心，才能更好地适应生活。

（二）心理支持

父母应多关注孩子的情绪状况，应多与孩子交谈，随时了解孩子的内心世界。由于很多患有抑郁障碍的孩子都缺乏自信心，自我评价较低，这时候需要父母给孩子更多的关注和支持，帮助他们从抑郁情绪中走出来。和孩子谈谈那些困扰他们的事情，关注他们的情绪，让他们主动说出自己的想法。对于生活在不良生活环境和应激环境下的孩子，家人应帮助他们尽快远离这样的环境。同时家长也应该改进以往的一些可能导致孩子抑郁情绪的不良的教育方式，比如过分关注或体罚。多与孩子进行一对一的交流，建立心灵沟通的纽带。帮助孩子转移注意力，比如做一些户外运动、一些较轻的家务劳动等。同时也应该注重从老师、朋友和同学那里了解孩子的相关情况，帮助家长和医生了解更多关于孩子在家庭环境之外的情况，以及孩子抑郁的相关症状持续的时间和程度。

（三）生活护理

心理健康的基础包括健康的饮食、充足的睡眠、适当的运动，以及与他人积极的沟通。应该注意孩子的身体健康，帮助孩子养成健康的生活习惯。很多患有抑郁障碍的孩子都无法保持规律的作息和饮食习惯，不愿外出和运动，这对他们的康复是不利的。

（四）监督服药

对于在医生指导下需要使用药物的孩子，家长需要关注患儿的治疗计划，遵循医生的意见参与治疗，让患儿配合治疗并接受他所需要的任何医学指导。很多患儿都对使用药物等治疗措施比较抗拒，家长应监督患儿按时按量服药，同时尽量保证由专人（您或者其他家属等）保管患儿的药物，防止他们由于藏药、过量服药等而引起严重的后果。作为家长，应该有对于包括药物在内的一系列治疗措施正确的认识，在关注患儿服药期间可能产生的不良反应的同时，也不应过分担心药物副作用，从而拒绝让患儿使用药物，尤其是不可擅自停药、改药，这对于患儿的康复都是非常不利的，同时患儿可能会产生比药物副作用更严重的其他不适。

（五）严防意外

很多抑郁障碍患儿均有自伤、自杀的倾向，以下症状可能提示患儿有较高的自杀、自伤风险，应严加关注：①较为严重的抑郁症状，比如严重的情绪低落，进食、睡眠活动的改变，活动减少等；②从家庭和社会隔离，比如拒绝社交等；③不良行为增加，其中包括不良的性行为等；④冒险行为增加，比如做事冲动、不计后果；⑤药物滥用，包括酒精的过量使用；⑥专注于病态和消极的主题；⑦感到绝望无助，较多地与人谈论自杀、死亡等话题；⑧无故哭泣等行为增多，或情感表达的行为减少；⑨赠送私人物品、交代后事，与家人道别等。一旦发现以上行为，家人就要引起重视，减少意外的发生。

二、家庭调护要点（中医）

（一）水果疗法

1. 香蕉
香蕉中含有一种称为生物碱的物质，可以振奋人的精神，提高人的信心。而且香蕉富含的色氨酸和维生素 B_6，可帮助大脑制造血清素。

2. 葡萄柚
葡萄柚中高含量的维生素 C 不仅可以维持体内红细胞的浓度，增强身体的抵抗力，而且还能提高人体的抗压能力。最重要的是，维生素 C 是多巴胺、肾上腺素的重要成分之一。

3. 樱桃
樱桃中含有一种叫作花青素的物质，能够制造快乐。

4. 牛油果
牛油果富含一种能够平衡情绪的氨基酸，帮助人的情绪恢复正常。

5. 龙眼
龙眼具有补心安神、养血益脾的功效。龙眼肉炖冰糖水，可镇定神经，对神经衰弱和抑郁障碍患儿有疗效。

（二）食疗法

下面为家长介绍几种常见的缓解抑郁的食疗方，帮助家长为孩子们调理身体。

莲子百合粥

原料： 莲子30 g，干百合30 g，粳米100 g，冰糖30 g，红枣数枚。

做法： 将莲子洗净，泡发，干百合、粳米分别洗干净，与莲子、红枣一同放入锅内，加水适量，先用旺火烧开，再用小火熬煮，快熟时加入冰糖，稍煮即成。

功效： 养阴和中，养心安神。适用于心阴不足证。

远志枣仁粥

原料： 远志、炒枣仁、枸杞子各15 g，大米150 g。

做法： 将远志、炒枣仁、枸杞子、大米洗干净加水适量共同煮成粥，即可食用。每日1次，睡前1小时服用。

功效： 解郁安神。适用于忧郁伤神证。

首乌桑葚粥

原料： 首乌20 g，合欢、女贞子、桑葚子各15 g，小米150 g。

做法： 将上述首乌、合欢、女贞子、桑葚子四味药加水煎煮，去渣取药汁300 mL，再与小米同煮5分钟后即可。每日2次，温热食。

功效： 滋补肝肾，适用于肝肾两虚证。

玫瑰花茶

原料： 玫瑰花3～5颗。

做法： 玫瑰花3～5颗，水泡服，代茶饮用。

功效： 理气解郁，活血散瘀，温养血脉。适用于肝郁脾虚证。

合欢饮

原料：合欢花、白蒺藜、香附各10 g，香橼5 g，佛手、甘松、甘草各3 g。将以上原料冷水泡15分钟，大火煮开，小火煮15分钟，去渣喝汤。

功效：疏肝解郁，适用于肝气郁结证。

佛手金柑饮

原料：佛手3~5片，金柑3~5枚。

做法：开水泡饮代茶。

功效：疏肝解郁。适用于轻度肝气郁结证。

百合枣仁粥

原料：百合50 g，酸枣仁25 g，粳米100 g。

做法：煎汤取汁，加入适量粳米熬粥。

功效：滋阴养血安神，适用于阴血亏虚证者。

龙牡莲子羹

原料：生龙骨、生牡蛎各20 g，知母5 g，莲子20 g，白糖适量。

做法：取前三味药先煎45分钟，去渣取汁，再加入莲子煎煮，至莲子酥软后加入适量白糖服用。

功效：镇心安神，滋阴降火。适用于阴虚火旺证。

玫瑰菊花粥

原料：干玫瑰花、白菊花各10 g，糯米50 g，粳米100 g。

做法：以上原料洗净，同放入锅中，大火烧沸后，改小火煮至粥。

功效：理气解郁，疏肝健脾。适用于肝郁脾虚者。

当归生姜羊肉汤

原料： 当归10 g，生姜20 g，羊肉500 g，大个八角茴香1枚，花椒5~10粒，大蒜5瓣，葱、黄酒、食盐适量。

做法： 当归用清水浸软，与生姜切片备用。羊肉入开水中略烫，去除血水，切片备用。当归、生姜、羊肉、茴香、花椒放入砂锅，加清水、食盐，旺火烧沸，去沫，加入大蒜，改小火炖至羊肉别烂，放入葱花即可。食用时捡去当归和生姜，也可加入少量味精。

功效： 温中暖肾，补血祛寒。适用于脾肾两虚证。

（三）情志疗法

古代医家在治疗情志病时，强调"欲治其疾，先治其心"，心为君主之官。在摄生方面，《黄帝内经》强调"恬淡虚无，精神内守"，并提出了按季节调摄情志"春三月……被发缓形，以使志生""夏三月……使志无怒""秋三月……使志安宁""冬三月……使志若伏"。古代医家曾指出"多思则神殆，多念则志散，多欲则损志，多事则形疲，多语则气争，多笑则伤脏，多愁则心慑，多乐则意溢，多喜则忘错惛乱，多怒则百脉不定，多好则专迷不治，多恶则憔煎无欢"。"但当和心，少念，静虑，先去乱神、犯性之事"。由此可以看出，中医对于情志疾病的治疗以调神怡情、调畅心理为关键。情志疗法包括以下几个方面：

1. 言语开导法

对患儿采取启发诱导的方法，讲解疾病的知识，分析病因病机，解除患儿的思想顾虑，提高患儿疾病痊愈的信心，使患儿积极配合医生治疗，从而促进康复。

2. 移情易性法

分散患儿对疾病的注意力，使其思想焦点从疾病转移到别处或改变其周围环境，阻断患儿与不良刺激因素接触或改变患儿内心忧虑、关注的指向性，使其从某种情感纠葛中解放出来，转移于另外的人或物等，可称之为"移情"。通过学习、交谈等活动，消除患儿内心的杂念，或改变其歪曲的认识与不良情绪，或改变其不健康的生活习惯与思想等，可称之为"易性"。

3.顺情从欲法

需求是否被满足，会影响人的情绪与行为。只有当患儿的心理需求得到满足时，疾病才能较快康复。

4.怡清养神法

通过培养优雅、恬淡的兴趣爱好，从而陶冶性情，动静结合，达到调神养神的目的。陶冶性情的方法很多，其中以音乐疗法和导引气功疗法简便易行，比较适合现代人的特点。

（1）音乐疗法

音乐疗法是在中医基础理论指导下，以音乐作为调治疾病的手段，根据个体的体质、情志变化，分别选用不同音调、旋律、强度的乐曲，陶冶情操，调节脏腑功能，以达到调节情志，怡情养神的目的。《黄帝内经》中就提出了五音和五脏的相应理论，把角、徵、宫、商、羽与肝、心、脾、肺、肾相对应。

宫调，主运化，相应于脾胃，适用于以饮食不化，失眠多梦，气虚，疲乏无力，身体消瘦，少气不足以息等症状比较明显的脾胃虚弱的抑郁障碍患儿。推荐的乐曲有《洞天春晓》《良宵》《鸟投林》《闲居吟》《秋湖月夜》等。

商调，相应于肺，可促进全身气机内收，调节肺气的宣发和肃降功能。适用于以自汗、盗汗，咳喘气短，头晕目眩等气机疏散症状比较明显的抑郁障碍患儿。推荐的乐曲有《黄河大合唱》《渔家傲》《清夜吟》《阳关三叠》《秋江夜泊》等。

角调，相应于肝，有促进体内气机宣发和舒展的作用。适用于以肝气郁结，情绪抑郁，闷闷不乐，胸闷胁胀，失眠，月经不调和食欲不振等症状比较明显的抑郁障碍患儿。推荐的乐曲有《绿川迎风》《松下观涛》《溪山秋月》

《草木青青》等。

徵调，相应于心。有养阳助心，健补脾胃的作用。适用于以心脾气虚，情绪低落，绝望自卑，悲伤欲哭，神思恍惚，失眠，心悸，怔忡，胸闷气短，神疲乏力，食欲不振，形寒肢冷等症状比较明显的抑郁障碍患儿。推荐的乐曲有《醉渔》《喜相逢》《渔歌》《洞庭秋思》《汉宫秋月》等。

羽调，相应于肾。具有养阴，保肾藏精，补肝利心之功。适用于以烦躁，心烦不宁，失眠多梦，腰膝酸软等症状比较明显的抑郁障碍患儿。推荐的乐曲有《春晓吟》《塞上曲》《玉树临风》《昭君怨》等。

（2）导引气功疗法

我国传统的导引气功等方法，对于强身健体和调神怡性都有良好的效果，以舒缓的动作配合呼吸、意念，从而起到放松肢体和精神，调整情绪的作用，比较适合抑郁障碍患儿。其中功效比较值得肯定的有"八段锦""五禽戏""易筋经""太极拳"等。

第八节　如何预防抑郁障碍

因为遗传、生活环境、个性特质的不同，抑郁障碍在不同人群中有着不同的易感性，应注意关注易感人群。有抑郁障碍家族史的儿童青少年患抑郁障碍的风险更大，尤其是父母发病年龄较早者。性格内向、不擅长与人交往的孩子更容易出现抑郁情绪。有大量经验证据表明，儿童与青少年的应激生活事件与抑郁之间是有关联的，经历过家庭生活中的不良事件或者生活压力事件的孩子都是抑郁障碍的高危人群。尽可能确保孩子有良好的社会支持，可以通过老师、其他家庭成员和朋友获得鼓励和理解。父母应学习识别抑郁障碍的早期症状，一旦关注到相关的情况，应立即寻求诊断和治疗。早期的诊断治疗对于患者的康复和社会功能的重建均有重大意义。

目前，国外有一些相关研究和预防训练项目，主要将认知行为技巧作为预防项目的重点，其中包括认知重构、问题解决、自信训练、认知应对策略等。众多的预防项目重点关注的是应对压力的方式、认知重构，以及问题解决训练的内容，其实也包括了各种应对方式的训练。合理应对应激的情绪、认知与行为策略，包括以情绪为中心的应对方法，以及生成替代性选项、放松、理性预期和问题解决等以问题为中心的应对方式。还有一些预防项目所涉及的应对方式训练则是针对更为具体的问题，比如父母离婚、父母酗酒、父母去世等具体事件，这些项目的优点在于他们针对特殊的儿童青少年群体，满足了其具体的需要。但是在我国，相关的预防工作并未得到很好的开展。

抑郁障碍的另一项重要的预防工作是针对复发性抑郁障碍的预防。复发性抑郁障碍往往比首发需要更加慎重地对待，相较于首发抑郁也更加难以控制。对于已患有抑郁障碍的孩子，应敦促患儿按时服药、均衡饮食、定期锻炼等。应保证到医院或相关的正规机构定期复诊和咨询。

（刘佳慧　任宇昕　彭昕欣）

第八章　破坏性情绪失调障碍

第一节　什么叫破坏性情绪失调障碍

　　小刚，男孩，7岁。由爷爷奶奶带来就诊，初次见面，医生就能感觉到小刚是个特别"呛"的孩子，眉头紧皱，嘴角下拉，在爷爷奶奶讲述他的情况过程中不时气呼呼地反驳。据他的爷爷奶奶反映：这孩子从小就不好带，脾气大，动不动就哭闹，要吃饼干要喝水就得马上拿给他，如果慢一点就发脾气，甚至将食物打翻在地。平时爷爷奶奶像伺候皇上一样小心翼翼，生怕什么没做好又惹他生气了。父母觉得这样总依着他不行，于是就尝试着拒绝他的一些不合理需求，比如非要抢别的小朋友的玩具等。但是，小刚达不到目的就会躺地上，用头撞地，用脚踢墙等等，这样发脾气经常持续一个小时以上，爸爸有时实在忍不住就会打他一顿。家长一直觉得孩子还小，以后长大些，懂事了可能就会好了，但事实并非如此。小刚上小学后没几天，老师就打了好几次电话给家长，说小刚在学校很容易和同学闹矛盾，在课间活动中爱动手动脚，稍不顺心就推搡别人或者拿书本砸同学。老师劝说处理这些矛盾时，他总是觉得老师不公平，别的孩子稍微安抚一下就会平息下来，很快回到集体活动中，但小刚生气后会一直气呼呼的，很难继续正常上课或参加学校活动。小刚回到家时也经常是拉着脸，家人问他就更生气，说同学老师都不好。在家中完成家庭作业时，小刚也表现得特别容易烦躁，题目不会做就扔书本，要是做错了爷爷要求其改正则会很懊恼，把作业本撕掉。通过家长的这些描述，医生诊断小刚可能患有破坏性情绪失调障碍，需要进一步的检查评估。

破坏性情绪失调障碍是一种以持续存在的易激惹、频繁发作的行为失控为特征性表现的情绪障碍，属于抑郁障碍中一个相对较新的类别。2013年出版的《精神障碍诊断与统计手册》第5版（DSM-5）正式提出这一疾病概念，并制定了明确的诊断标准。调查显示，儿童青少年破坏性情绪失调障碍的患病率不算高，年幼儿童较年长儿童多见，学龄儿童患病率为0.12%~1%，学前儿童患病率为3.3%，青春期后发病较少。但该疾病的症状在儿童青少年中却很常见，80%的学前儿童和46%~49%的学龄儿童存在严重的发脾气行为等破坏性情绪失调障碍的症状。

第二节　破坏性情绪失调障碍患儿的表现

一、常见症状（西医）

破坏性情绪失调障碍的核心特征是严重而持续的易激惹，这种严重而持续的易激惹包括两个显著的临床表现。

（一）频繁地发脾气

发脾气既可以是言语的，比如骂人、讲粗话、尖叫、大声吼叫等；也可以是行为上的，比如摔东西、踢东西、打人掐人等；有的患儿有自伤行为，比如用头撞墙或者打自己耳光，青春期患儿可能会用刀片划手臂，或尖锐的东西戳手背等。正如我们在前面介绍的小刚一样，他在生气时不仅会推搡别人、摔东西、踢墙，有时还用自己的头撞地。

（二）发脾气间期存在慢性持续性不高兴或生气的情结

发脾气间期，患儿几乎每天都处于不高兴、生气的状态。正如小刚的家长和老师反映的一样，患儿总是皱着眉，拉长脸，没什么笑脸，不知道为什么就生气，且生气持续时间长。经常因为小事情就和别人翻脸，觉得别人都对自己不好，觉得自己经常被冤枉。学习及生活中遇到困难容易沮丧，当任务需要反复练习时容易烦躁愤怒。

由于破坏性心境失调障碍的共患率很高，而且共患病的范围很广，临床中很少发现症状仅仅符合破坏性心境失调障碍诊断标准的个体。因此破坏性情绪失调障碍患儿通常同时存在其他共患病的症状，比如注意力缺陷、多动冲动、焦虑、抑郁、社交困难等，与对立违抗障碍有最多的重叠。

二、证候辨识（中医）

（一）阴虚阳亢证

昊昊，男孩，10岁。小时经常睡中遗尿，甚者一夜数次。经中药调理治疗后症状有所好转。性格上活泼可爱，深受老师们喜欢，2年前家中父母生育二胎后，开始与父母顶嘴，稍不如意就倒地大哭大闹。不按时完成作业，在学校学习期间也冲动易怒，易与同学发生争吵，常感到郁闷，注意力不集中，难以静坐，记忆力差，学习成绩下降；稍不如意就经常在家喊着"你们都喜欢妹妹，不喜欢我，滚开…滚开…"，在地毯上来回滚动，乱扔课本，摔杯子、凳子，每每昊昊哭闹后，他又会主动向父母认错，但每次认错后又会再犯，而且更频繁，平均每周3~4次，父母、老师、同学都开始觉得昊昊不容易相处了。昊昊还经常说自己口渴，饮水量明显增多，手足心温度常常高于常人，入睡后汗多，自觉乏力。

昊昊幼时遗尿，性格活泼，多提示肾精不足，脑髓不充，肾气不固，未损及心、肝。久则伤肾阴，致肾阴不足，则出现注意力不集中，记忆力差，学习成绩下降，口渴饮水，手足心温度高，入睡后汗多；阴虚不能制阳，肝阳上亢，故急躁易怒，好动不静，冲动任性，常不能自控，自觉乏力；加之家庭中添加新成员，自觉获得父母的爱减少，则出现情绪失调、对立违抗。舌红，苔薄，脉细弦为阴虚之象。

（二）痰火内扰证

思思，女孩，12岁。父母常年外出务工，与奶奶生活。为更好提高思思学习成绩，父母3年前让思思转学。由于学习压力增大，学习环境变化，近3年来思思在学校上课期间坐立不安，不能安稳听老师讲课，且经常上课与同学讲话，老师批评则与老师对骂、发脾气，有时冲出教室不听课，与同学相处也时常无缘由地发脾气，产生冲突。在家常常对奶奶说自己头痛、头晕，心情不好，不时出现呕吐症状，遇到自觉不高兴的事时呕吐次数增多，烦躁不宁，难以安抚；自诉胸部不舒服，口苦，进食减少，便秘尿赤。

思思平素缺乏父母关爱，加之换学校改变了学习环境，思虑过度，损伤心阴，心失所养，则可见胸部不适，心烦不安，夜间难以入眠；阴亏血少，则可见头晕；气郁化火，炼液成痰，痰火扰心，故急躁易怒，冲动任性，多动多语，时时出现不愉快的心境，爱发脾气。气机升降失常，易致肝气上逆，胃失和降，则可见口苦，呕吐，且与情绪关系密切。舌红，苔黄腻，脉滑数为痰热之象。

（三）心脾不足证

程程，男孩，9岁。自幼有哮喘病史，体虚易感，小学期间每每因感冒反复出现哮喘发作，形体消瘦。近一年来，老师发现其上课时经常两目凝视，教学互动时常无反应，注意力不集中，时而多动，做事有头无尾；与同学交往总因为小事而言语冒失，时有脾气爆发。其母亲也发现程程在家阵发性发脾气，摔文具，有时甚至出现呼唤他不应答的表现，近期发现症状发作频率增加。夜间入睡后时常易醒或者梦魇不断，入睡后汗出增多，醒后出汗停止，进食减少。

程程平时体质虚弱，导致心血不足，心失所养，神失所附，故心悸头晕，面色苍白，睡眠不安，失眠多梦，记忆力下降，注意力不集中，时有不愉快的心境出现，多动而暴躁。阴亏失养，则见入睡后汗出增多，醒后出汗停止；脾虚气弱，则见形体消瘦，食欲不振，大便稀。舌淡，苔薄白，脉虚弱为心脾不足之象。根据他的症状，中医辨证为心脾不足证。

（四）肝阴不足证

圆圆，女孩，12岁，家中独女。自幼备受宠爱，性格要强，敏感，每遇到不如意之事则易出现脾气爆发，冲动任性，平时上课思想不集中，坐立不安，喜欢做小动作，经常在课堂上活动过度，父母责备时则情绪不稳，在家中哭闹、摔物。2年前，月经初潮，不规律，来潮时情绪不宁加重，头晕、头痛且胀；近半年症状加重，常与同学因为小事发生口角，在教室摔书、砸桌子，难以自我控制，老师对其进行疏导也不愿意配合，常常情绪低落。在家也易与祖父母、父母发生口角，自觉面部发热，眼睛干涩，视物不清，时有耳鸣，视物旋转，休息片刻后稍缓解。

圆圆由于长期忧愁思虑，情志不遂，使肝失调达，气机不畅，肝气郁结，则见情绪不宁、脾气火爆，行为失控，月经不调，胸胁胀痛；气郁日久化火伤阴，致肝阴不足，故头晕，眼睛干涩，视物不清，自觉颜面发热；肝阴不足易致肾阴虚损，则见眩晕耳鸣，烦热，月经量少等；阴不制阳，肝阳升发太过，亢扰于上，则见视物旋转，时有耳鸣，失眠多梦，急躁易怒。舌干红，苔薄，脉弦细为阴虚之象。根据她的症状，中医辨证为肝阴亏虚证。

第三节　破坏性情绪失调障碍是怎样形成的

一、生物学因素

（一）遗传因素

目前对破坏性情绪失调障碍针对性的遗传研究较少。有研究比较了父母为双相障碍、其他精神障碍及健康人群的三组儿童的破坏性情绪失调障碍罹患率，双相障碍父母的后代更有可能表现出慢性易激惹及达到破坏性情绪失调障碍的症状，因此有情绪障碍家族史的患儿罹患破坏性情绪失调障碍的风险可能更高。

（二）神经生物学因素

功能性磁共振成像、事件相关电位，以及脑磁图等相关研究发现易激惹的患儿存在神经功能损害。

1.注意及识别情绪功能损害

严重情绪失调综合征患儿受挫时常表现过度兴奋，注意灵活性上出现与状态相关的功能损害。他们对负反馈的反应呈现不同的中枢神经系统激活模式。这种功能损害及神经激活模式可能导致破坏性情绪失调障碍患儿需要更长时间才能从沮丧情绪中恢复，且更有可能表现出反应性攻击行为。严重的情绪失调和双相障碍患者存在大脑杏仁核左基底外侧、前额叶，以及扣带回的功能连接存在改变。

2. 操作性学习功能损害

操作性学习是指通过奖励或结果学习。操作性学习功能损害被认为是出现持续攻击性或易激惹患者的核心缺陷。研究发现严重情绪失调的患儿对变换刺激调整自身反应的能力（倒序学习）下降，当他们在争取一个想要的奖励受阻而沮丧时这种缺陷会加重。也有人提出，就像焦虑患儿一样，对失败的高敏感性导致了严重情绪失调综合征患儿的情绪反应。

二、心理与社会因素

婴幼儿期不安全的依恋，及儿童气质类型的早期差异使得某些儿童心理弹性欠佳，难以正确应对成长过程中的挫折，更多地出现消极、负性情绪并难以自我控制，因为更容易发生破坏性心境失调障碍。

三、环境因素

（一）家庭环境

养育成长环境可能对破坏性情绪障碍的形成有重要影响。在我们的案例中小刚从小由祖父母带养，较为宠溺，而父母只能在工作之余少量陪伴，由于对孩子的情绪行为不满意经常打骂孩子。类似这样的情况，比如孩子缺乏高质量的父母陪伴，父母的管教方式粗暴，祖父母对孩子过多、过快地满足孩子需求，家长不重视孩子的内心体验等，均可导致儿童的情绪行为异常。

（二）生活事件

无论是搬家、转学、慢性疾病、二胎出生等应激性事件，还是遭遇虐待、丧亲、重大事故等创伤性事件都可能影响儿童青少年的情绪行为发展。但目前尚无相关研究证实这些负性生活事件与破坏性情绪失调障碍间的必然联系。

【中医的观点】

从中医角度"阴主柔静，阳主刚躁""阴平阳秘，精神乃治"。中医认为，人的正常精神情志活动是阴阳保持协调统一的结果，阴阳平衡，脏腑协调是身心健康的基础。破坏性情绪失调障碍，本质是阳动有余，阴静不足，阴虚为本，阳亢为标，是本虚标实之行为情志失调病。

小儿形质柔脆，稚阴未长，加之生机蓬勃，对阴津物质所需甚多，若先天不足更易形成阴虚阳亢的病理变化。小儿稚阳未充，易因后天失调，或他病所伤而虚，则阳虚不能根于阴而致虚阳外浮，心无所倚，神无所归而躁动。

从证候和病机分析，肾常不足，若先天不足或病后出现肾阴不足、髓生不足，则致健忘、遗尿等症；肾虚则水不涵木，肝阳易亢，无以制火，故性情暴躁、行为过激。小儿心常有余，心火易亢，肝体之阴不足，心肝火旺，二火合邪，扰及神明，魂失所藏，致暴躁和冲动；痰火内扰者，因湿阻凝为痰浊而化热，痰火内盛，心火上亢，神明受扰，致冲动任性，难以制约；心脾不足，心气不足，脾气亏虚，静谧不足，脾虚肝旺，动静不能互制，则又加重本病。

总之，中医认为破坏性情绪失调障碍与阴阳失衡、多脏腑功能失调关系密切，特别是心、肾、肝、脾失调。

第四节　破坏性情绪失调障碍对患儿的影响

一、对人际交往的影响

由于破坏性情绪失调障碍患儿频繁表现言行激烈地发脾气，持续的负面情绪状态，会显著影响与家人、老师及同伴的相处。同伴会因为患儿无故不高兴频繁发脾气而疏远或排斥患儿，患儿因而经常无法参与健康同伴的集体活动，倍感孤立，难以建立和维持友谊。照顾者及老师也会因为需要花大量精力安抚患儿而筋疲力尽，产生对患儿的负性刻板印象。

二、对学业的影响

由于破坏性情绪失调障碍患儿极低的挫折耐受性，遇到困难更多地是以回避、放弃及破坏性言行应对。他们往往难以在学业及需要付诸持续努力的活动上取得成功，可能导致较高的逃学率及较低的学业成就。而且该障碍对患者的负面影响通常会持续到成人期。有研究发现，相较于其他精神障碍患儿，比如抑郁、焦虑、多动症、行为障碍、物质滥用等患儿，破坏性情绪失调障碍患儿进入成人早期，会表现为严重的功能损害，比如健康状况差、经济困难、触犯法律、受教育程度低等。

第五节　破坏性情绪失调障碍的识别与诊断

一、筛查与评估

目前，并没有专门针对破坏性情绪失调障碍的有效评估问卷。可以使用一些相关问卷对破坏性情绪失调障碍诊断标准中的症状项目和排除项目分别评估。

在临床上评估一个孩子是否患有破坏情绪失调障碍，必须评定孩子发脾气的起因、持续时间及发生频率，发脾气时的一贯行为，什么有助于缓解其发脾气，以及在家庭、学校及其他社交场所的易激惹情况，要向儿童、父母，以及儿童可能频繁表现症状的各种场合中的其他人了解多方面信息。不同信息来源对破坏性情绪失调症状描述的差异较大。母亲和父亲们汇报了较高的破坏性情绪失调症状，汇报率分别为30%和25%，而老师的汇报率仅12%。由于破坏性情绪失调障碍诊断标准要求在多个场合存在症状，因此父母和老师的评定都是必需的。

二、诊断与诊断标准

依据《精神疾病诊断与统计手册》第5版（DSM-5），破坏性情绪失调障碍诊断标准如下：

A. 严重的反复的脾气爆发，表现为言语（比如言语暴力）和/或行为（比如以肢体攻击他人或财物），其强度或持续时间与所处情况或所受的刺激完全不成比例。

B. 脾气爆发与其发育阶段不相符。

C. 脾气爆发平均每周3次或3次以上。

D. 几乎每天或每天的大部分时间，脾气爆发间期表现为持续易激惹或发怒，可被他人观察到（比如父母、老师、同伴）。

E. 诊断标准A~D的症状已经持续存在12个月或更长时间，在此期间，个体从未有过连续3个月或更长时间没有出现诊断标准A~D中的全部症状的情况。

F. 诊断标准A 和D 至少在家、学校或与同伴在一起的两种场景中存在，且至少在其中一种场景中是严重的。

G. 首次诊断不能在6 岁前或18 岁后。

H. 根据病史或观察，诊断标准A~E 的症状出现的年龄在10岁前。

I. 从未有过持续超过1天的符合躁狂或轻躁狂发作的全部诊断标准（除外病程诊断标准）的情况。

注：与发育阶段相符的情绪高涨，比如遇到或预期到一个非常积极的事件发生，则不能被视为躁狂或轻躁狂的症状。

J. 这些行为不仅出现在重性抑郁障碍的发作期，而且不能用其他精神障碍来更好地解释，比如孤独症谱系障碍、创伤后应激障碍、分离焦虑障碍、持续性抑郁障碍等心境恶劣。

注：此诊断不能与对立违抗障碍、间歇性暴怒障碍或双相障碍并存，但可与其他精神障碍并存，包括重性抑郁障碍、注意缺陷/多动障碍、品行障碍和物质使用障碍。若个体的症状同时符合破坏性情绪失调障碍和对立违抗障碍的诊断标准，则仅诊断为破坏性情绪失调障碍。如果个体曾有过躁狂或轻躁狂发作，则不能诊断为破坏性情绪失调障碍。

K. 这些症状不能归因于某种物质的生理效应，或其他躯体疾病或神经疾病。

由于慢性易激惹儿童和青少年往往具有复杂病史，所以在做出破坏性心境失调障碍诊断时，必须充分考虑患儿是否存在其他多种疾病。除了需要考虑许多其他疾病之外，尤其需要仔细评估以区分破坏性心境失调障碍和双相障碍及对立违抗障碍。

三、鉴别诊断

（一）双相障碍

双相Ⅰ型或双相Ⅱ型障碍的特征是发作性症状，存在可区别于儿童基线水平的情绪变化的独立发作。在躁狂发作期间发生的情绪紊乱明显不同于儿童正常的情绪。另外，在躁狂发作期间，患儿的情绪变化必然伴随相关的认知、行为和躯体症状的发生或加重，在一定程度上也明显不同于儿童的基线水平。因此，在躁狂发作期间，父母应该能够区分儿童的情绪和行为与往常显著不同的时间段。作为对比，破坏性情绪失调障碍的易激惹是持续的，存在几个月以上；在一定程度上时好时坏，严重的易激惹是破坏性情绪失调障碍患儿的特征性表现。因此，双相障碍是发作性疾病，而破坏性情绪失调障碍则不是。经历过全程的轻躁狂或躁狂发作（易激惹或欣快）的儿童，或经历躁狂或轻躁狂发作持续超过一天的儿童，不符合破坏性情绪失调障碍诊断，应考虑双相障碍诊断。另外，欢欣感、膨胀感及夸大性是躁狂的常见特征，而不是破坏性情绪失调障碍的特征表现。

（二）对立违抗障碍

该障碍的特征表现是愤怒的/易激惹的情绪、争辩/对抗行为或报复的模式。破坏性情绪失调障碍也存在严重和频繁的脾气爆发和爆发间期情绪的持续扰乱。如果符合两种障碍的诊断标准，则仅诊断为破坏性情绪失调障碍。诊断破坏性情绪失调障碍的关键特征是存在严重和频繁地、反复地发脾气，以及发脾气间期持续的负性情绪。此外，破坏性情绪失调障碍的诊断还需要在至少一种情境中存在重度的功能损害，即在家、在学校或与同伴在一起，而且在第二种情境中，存在轻度到中度的功能损害。因此，绝大多数症状符合破坏性情绪失调障碍诊断标准的儿童，也符合对立违抗障碍的诊断标准，反之则不然。

（三）间歇性暴怒障碍

间歇性暴怒障碍特征是攻击性的爆发，类似于破坏性情绪失调障碍中严重的脾气爆发；然而，没有像在破坏性情绪失调障碍中持续的易激惹或愤怒情绪。此外，与破坏性情绪失调障碍所要求的症状活动期至少12个月相比，间歇性暴怒障碍只要求3个月，因此如果符合破坏性情绪失调障碍的诊断标准，则不诊断为间歇性暴怒障碍。

（四）重性抑郁障碍、焦虑障碍及注意缺陷多动障碍

若易激惹症状只出现在重型抑郁发作、焦虑障碍发作背景中，应该仅给予抑郁障碍或焦虑障碍的诊断，而不诊断破坏性情绪失调障碍。如果抑郁、焦虑发作间期也存在普遍的易激惹，并且符合破坏性情绪失调障碍的诊断标准，则应合并诊断。易激惹若只发生在患儿因注意力缺陷而无法完成相应任务或因多动症状被批评管教时，则仅给予注意缺陷多动障碍的诊断；如果在其他时候持

续存在易激惹，并且符合破坏性情绪失调障碍诊断标准，则应合并诊断。

（五）孤独谱系障碍或强迫障碍

孤独谱系障碍或强迫障碍患儿可能突出表现为脾气爆发，尤其当刻板行为或仪式化行为受到干扰时。如果其脾气爆发能够更好地用孤独症谱系障碍或强迫障碍来解释，则不诊断为破坏性情绪失调障碍。

第六节　怎样治疗破坏性情绪失调障碍

一、治疗原则

由于破坏性情绪失调障碍是一个新的疾病分类，目前针对性的治疗性研究较少，大多数资料来自对严重情绪失调综合征、对立违抗障碍及与破坏性情绪失调障碍密切相关的其他疾病（比如存在情绪问题及攻击性的多动症）的治疗研究。《精神疾病诊断与统计手册》第5版（DSM-5）专家组提出的治疗建议是：给予个体化的治疗，与患儿的家庭及学校联合工作，以及针对特定症状给予药物治疗，但对症用药可能会导致此类障碍的患儿同时使用多种药物。另外，由于破坏性情绪失调障碍存在较多共患病，也有专家建议可针对共患病进行治疗。但在针对共患病治疗的过程中，破坏性情绪失调障碍的情绪失调症状改善的情况并不乐观。众多研究结果提示破坏性情绪失调障碍的核心症状，比如情绪失调等都需要针对性治疗。

二、治疗方案

（一）心理治疗

由于破坏性情绪失调障碍患儿同时存在情绪易激惹及发作性的言行过激行

为，理论上认为用于抑郁焦虑、多动症及对立违抗障碍的心理治疗技术可能对破坏性情绪失调障碍也有效。因此在多种药物治疗前可首先给予父母技能培训及其他行为治疗方法，比如日常社交技能训练、问题行为干预、基于奖励的学习程序、认知行为治疗及家庭治疗等。

易激惹是破坏性情绪失调障碍的核心症状，是患儿对负性生活事件的惯常反应，因此临床医生在做出破坏性情绪失调障碍诊断后，应进一步了解可能造成患儿慢性易激惹的原因。其中包括了解家庭、学校或其他场所的冲突，以及经历创伤或各种精神障碍的证据。识别环境中的刺激因子很重要，实际上，任何对破坏性情绪失调障碍有效的心理社会治疗都包括一定程度的情绪管理，这样更有助于针对真正的功能损害，集合各种资源形成个体化治疗方案，而不是仅仅依赖旨在减少易激惹和攻击性的药物。

（二）药物治疗

将严重的、非发作性的易激惹定义为一种广义的儿童双相障碍，可能会因顾忌加重易激惹性或转躁的风险而耽误对破坏性情绪失调障碍患儿进行中枢兴奋剂或抗抑郁剂治疗。但是，如果这类患儿的病理生理学与抑郁障碍、多动症，以及焦虑障碍患儿较为相似，那么转躁的风险其实很低。对破坏性情绪失调障碍的病程及生理病理学的研究，发现了更多与对立违抗障碍、多动症、焦虑抑郁的共同之处，因此选择性五羟色胺再摄取抑制剂和/或中枢兴奋剂应该是合理的选择。

此外，尽管情绪稳定剂、非典型抗精神病药可能对严重易激惹有改善作用，但目前并无针对破坏性情绪失调障碍的治疗性研究。现有的针对严重情绪失调综合征患儿的研究结果，未发现锂盐比安慰剂更有效，而采用利培酮治疗后，患儿的易激惹症状好转。

（三）其他治疗

总的来说，由于破坏性情绪失调障碍的临床表现较复杂，与其他精神障碍的共患率极高，其治疗方案的制定也因此更为复杂。通常，对破坏性情绪失调障碍患儿的治疗是应首先判断患儿有无共患病，若无共患病则给予功能评定并给予心理行为干预；若存在共患病，则应同时处理共患病，比如针对焦虑抑郁的认知行为治疗及选择性五羟色胺再摄取抑制剂类药物治疗，针对孤独症谱系障碍的行为干预及非典型抗精神病药物治疗，针对多动症的中枢兴奋剂等药物治疗及父母技能培训等行为治疗，针对强迫性障碍的认知行为治疗及药物治疗等。若核心症状改善仍欠佳，可考虑联用情绪稳定剂或非经典抗精神病药作进一步治疗，注意关注相关的药物副作用。

（四）中医治疗

中医治疗破坏性情绪失调障碍以调整阴阳为根本治疗原则，而调整阴阳主要在于调整脏腑功能和气血关系，以达到五脏安定，血脉和利，精神乃居的目的。贯彻以和为贵，治病求本的治法。偏虚证者，当给予补益；偏实证者，应用清热利湿；虚实夹杂者，治疗以攻补兼施；本虚标实者，急者治其标，缓者治其本，或标本兼顾。由于小儿脏腑娇嫩，易虚易实，应做到滋阴而不伤脾，泻火而勿过于苦寒，去邪应不伤正，同时要注重安神益智。除药物治疗外，还应注意心理方面的治疗。解除致病原因，使患者正确认识和对待自己的疾病，增强治愈疾病的信心，实现医生、家长、教师的密切配合，给患儿以良好的教育、学习、生活环境等。

1.辨证治疗

（1）阴虚阳亢证

治法：滋养肝肾，平肝潜阳。

主方：知柏地黄丸合孔圣枕中丹加减。

常用药：知母、黄柏、生地黄、山茱萸、枸杞子、茯苓、山药、菊花、泽泻、牡丹皮、龟板、龙骨、远志、石菖蒲、夜交藤等。

（2）痰火内扰证

治法：清热泻火，涤痰宁心。

主方：黄连温胆汤加减。

常用药：黄连、法半夏、陈皮、竹茹、茯苓、枳实、天竺黄、远志、石菖蒲、郁金、珍珠母、钩藤、龙齿等。

（3）**心脾不足证**

治法：健脾养心，安神定志。

主方：归脾汤合甘麦大枣汤加减。

常用药：太子参、茯苓、白术、浮小麦、大枣、炙甘草、酸枣仁、当归、远志、石菖蒲、夜交藤、合欢皮、木香等。

（4）**肝阴不足证**

治法：滋养阴精，补益肝肾。

主方：六味地黄丸合丹栀逍遥丸加减。

常用药：生地黄、山茱萸、茯苓、山药、泽泻、牡丹皮、栀子、柴胡、白术、当归、白芍、薄荷等。

2.中成药

（1）**静灵口服液**　用于肝肾阴虚证。

（2）**柏子养心丸**　用于心脾不足证。

（3）**集神口服液**　用于心脾不足证。

（4）**孔圣枕中丹**　用于肝肾阴虚证。

（5）**归脾丸**　用于心脾不足证。

（6）**知柏地黄丸**　用于肝肾阴虚、虚火上炎证。

（7）**杞菊地黄丸**　用于肝肾阴虚证。

3.针灸治疗

（1）**体针**

主穴取内关、太冲、大椎、曲池，配穴取百会、四神聪、隐白、神庭、心俞。捻转进针，用泻法，不留针，每日或隔日1次，10次为1疗程。年龄较大者改为电针，每次针刺后用梅花针叩刺背部夹脊、膀胱经、督脉，以叩至皮肤潮红为度，心俞、肾俞、大椎要重点叩刺。

（2）耳针

取心、神门、交感、脑点。浅刺不留针，每日1次。

（3）耳穴埋豆法

取心俞、神门、交感、皮质下等穴位，将王不留行籽用胶布贴在耳穴上，按压刺激，每周2次，左右耳交替，每日按压不少于3次，每次半分钟至1分钟，15次为1个疗程，每次3个疗程，疗程间休息2周。

4.推拿疗法

（1）用小指末节罗纹面、示（食）指末节罗纹面。医生用拇指分别由指根从指尖方向，直推小指罗纹面，由指尖向指根方向直推食指罗纹面。反复100~500次。通过补肾经、清肝经，达到滋肾阴、潜肝阳的功效。

（2）取拇指末节罗纹面、中指末节罗纹面，医生用拇指向掌根方向直推拇指末节罗纹面，旋推中指末节罗纹面。对心脾气虚者有一定疗效。

（3）取手掌面，以掌心为圆心，以圆心至中指根横纹的2/3处为半径作圆周。然后医生以拇指沿上面的部位顺时针方向作弧形或环形推动。用于痰火内扰证。

5.气功

气功是在中医理论指导下所进行的身心锻炼方法。气功强调"三调"，即"调心练意""调息练气""调身练力"，通过自我控制意识、呼吸及身体姿势，调整内脏活动，加强身体的稳态机制。气功疗法所强调的"入境""意守"，可以排除杂念，减轻不良情绪对心理的刺激。因情志刺激会影响人体气血运行，气功疗法还可通过减轻情志刺激对人体的影响，从而调整气机，疏通经络气血，调节脏腑机能。比如五禽戏，既能改善郁证精神症状及自觉症状，又能有效改善由本病导致的睡眠障碍。

第七节　家庭康复要点

一、家长健康教育

家长一般可以从以下三个方面帮助破坏性情绪失调障碍的患儿康复：

（一）忽略不合理的情绪表达及破坏性行为

由于患儿大都自幼即表现为容易发脾气，容易生气，家人常因此会更多地更快地满足患儿需求，导致其不良行为被强化而渐渐固定。因此最好在刚开始表现不恰当的情绪表达行为（比如大声哭闹，尖叫，躺地上耍赖等）时，以冷处理方式应对，可将孩子抱住或放置在靠墙的小椅子上，直到其安静平息。这样的行为矫正难度会随着患儿的负性情绪及行为形成时间而加大，因此一定要在早期就坚持实施。

（二）教导示范恰当的情绪表达及应对行为

家长在日常生活中要有意识地做好行为榜样，遇到事情保持冷静，不以谩骂、摔东西、吵架等方式处理冲突。在患儿情绪平稳时，教导患儿恰当的沟通方法，鼓励肯定其以交谈、协商、等待，甚至忍让的方式与人相处。遇到困难学会求助他人，或者变换解决方式，或者暂时搁置一旁，先处理其他事情。遭受挫折时可以通过做运动、听音乐、玩游戏或者跟家人倾诉等方法让自己尽快从沮丧中解脱出来。家长需要注意的是，恰当的应对行为应在日常生活中培养起来，而不是在孩子处于愤怒、沮丧、懊恼时才开始教导。

（三）调整家庭氛围

有意识地丰富家庭生活，形成一些固定的家庭游戏节目，休闲活动或出游习惯。比如每天固定的讲故事或阅读时间，家人一起玩木头人等游戏，周末外出野餐等。尽管破坏性情绪失调障碍患儿会让家人有时感觉筋疲力尽，情绪低落。但坚持固定的家庭放松娱乐活动，形成习惯，就如同给孩子和家长定期充电一样，是值得投入精力的。

二、家庭调护要点（中医）

（一）药膳治疗

下面为家长介绍几种方便易学的食疗方法，帮助家长为孩子们调理身体。

桑椹子

原料： 鲜果10~15 g，干果5~8 g

做法： 嚼服，10~15日为1疗程，服2~3个疗程，每疗程之间停服1周。

功效： 滋肝肾，聪耳明目，安魂镇魄。适用于阴虚阳亢证者。

柏子仁粥

原料： 柏子仁15 g，粳米100 g，蜂蜜适量。

做法： 将柏子仁去净皮、壳、杂质，捣烂，同粳米一起放入锅内，加水适量，用慢火煮至粥稠时，加入蜂蜜，搅拌均匀即可食用。温热服。

功效： 养心安神。适用于心脾不足证者。

参蛋汤

原料： 太子参15 g，红枣15枚，鸡蛋2个。

做法： 置于锅内加水同煮，蛋熟后剥去蛋壳，再放回锅内同煮片刻，即可食蛋喝汤，每日1次，连服2~3个月见效。

功效： 养心健脾，安神定志。适用于心脾不足证者。

益寿鸽蛋汤

原料： 枸杞子10 g，龙眼肉10 g，制黄精10 g，鸽蛋4枚，冰糖30 g。

做法： 枸杞子洗净，龙眼肉、制黄精分别洗净，切碎，冰糖打碎待用。锅中注入清水约750 mL，加入以上3味药物同煮。待煮沸15分钟后，再将鸽蛋打入锅内，冰糖碎块同时下锅，煮至蛋熟即成。每日服1剂，连服7日。

功效： 滋补肝肾，益阴养血。适用于阴虚阳亢证者。

竹笋荸荠饮

原料： 竹笋15 g，荸荠9 g，红糖适量。

做法： 竹笋洗净切段，荸荠削皮洗净，入锅加清水文火慢炖，取汤汁服用，每日一次。

功效： 清热化湿，宁心安神。用于痰火内扰证。

石菖蒲拌猪心

原料： 猪心半个，石菖蒲10 g，陈皮2 g，料酒、盐、味精、姜片等。

做法： 猪心洗净，去内筋脉，挤干净血水，切成小块；石菖蒲、陈皮洗净，同猪心放入炖盅内，加开水适量，调好料酒、盐、味精、姜片等，炖盅加盖，置于大锅中，用文火炖4小时，即可食用。

功效： 化浊开窍，宁心安神。用于痰火内扰证。

猪心枣仁汤

原料： 猪心1个，茯神15 g，酸枣仁15 g，远志6 g。

做法： 将猪心剖开，洗净，置砂锅内，再将洗净打破的枣仁及洗净的茯神、远志一起放入锅内，加清水适量，先用武火烧沸，打去浮沫后，改用文火，炖至猪心熟透即成。只食猪心及汤。服食时可加精盐少许调味。

功效： 补血养心，益肝宁神。用于心肝两虚证。

芹菜红枣汤

原料： 芹菜 200~500 g，红枣 60~120 g。

做法： 将芹菜全株洗净（不去根叶），切成一寸左右长的段，与洗净的红枣一同放入锅中，加水适量煮汤，分次引用。

功效： 平肝清肝，养血宁心。用于肝阳上亢证。

人参炖乌骨鸡

原料： 乌骨鸡 2 只，人参 100 g，母鸡 1 只，猪肘 500 g，精盐、料酒、味精、葱、姜及胡椒粉各适量。

做法： 将大砂锅置旺火上，加足清水，放入母鸡、猪肘、葱段、姜片，沸后撇去浮沫，移小火上慢炖，炖至母鸡和猪肘五成烂时，将乌骨鸡和人参加入同炖，用精盐、料酒、味精、胡椒粉调味，炖至鸡酥烂即可。

功效： 养阴安神，清热除烦。用于肝肾阴虚证。

夏枯草煲猪肉

原料： 夏枯草 20 g，猪瘦肉 50 g，食盐、味精各适量。

做法： 将猪肉切薄片，夏枯草装纱布袋中、扎口，同放入砂锅内，加水适量，文火炖至肉熟烂，弃药袋，加食盐、味精调味即成。每次 1 剂，佐餐食肉饮汤。

功效： 平肝清热，疏肝解郁。适用于肝郁化火证者。

酸枣仁粥

原料： 酸枣仁 10 g，熟地 10 g，粳米 100 g。

做法： 将酸枣仁置炒锅内，用文火炒至外皮鼓起并呈微黄色，取出，放凉，捣碎，与熟地共煎，去渣，取汁待用；将粳米淘洗干净，加水适量，煮至粥稠时，加入药汁，再煮 3~5 分钟即可食用。温热服。

功效： 养心安神。适用于心血亏虚证者。

（二）音乐疗法

音乐疗法较早见于《黄帝内经》，其《金匮真言论篇》与《阴阳应象大论篇》均指出，肝之音为角，在志为怒；心之音为徵，在志为喜；脾之音为宫，在志为思；肺之音为商，在志为忧；肾之音为羽，在志为恐。将五音、五情与五脏的生理病理相结合，阐明了相互间的关系，以及利用五音进行治疗调节的原则。通过音乐与脏腑气血之间的共鸣，达到调节血脉流行、平衡脏腑阴阳的作用，尤其对于情志引起的相关疾病具有很好的疗效。

在音乐的选择上，国外有研究认为患者自主选择音乐可降低躁动、郁证的程度。中医则会通过五脏与五音的对应关系，根据辨证结果选择曲目，比如《紫竹调》平和心气、《胡笳十八拍》平肝降火、《阳春白雪》培土生金，通过五音中较为偏盛的某些音乐达到调节脏腑气血阴阳的作用。

（三）情志相胜法

中医认为，情志偏盛会导致气机流行不利，而生郁证。对此，张从正《儒门事亲》则作了具体阐述："悲可以治疗怒，以怆恻苦楚之言感之；喜可以治悲，以谑浪亵狎之言娱之；恐可以治喜，以恐惧死亡之言怖之；怒可以治思，以污辱欺罔之言触之；思可以治恐，以虑彼忘此之言夺之。凡此五者，必诡诈谲怪，无所不至，然后可以动人耳目，易人视听。"根据中医五情相克理论，通过辨别导致患儿躁狂、郁证的情志因素，然后根据不同的情志因素分别采取不同的策略施治。

（四）开导劝说法

本法是通过指导、劝说、安慰、保证以疏泄感情，使患儿发泄心中屈情，从而消除患儿的焦虑、紧张、恐惧，给患儿提供心理支持的一种治疗方法。《灵枢·师传》云："人之情，莫不恶死而乐生，告之以其败，语之以其善，导之以其所便，开之以其所苦，虽有无道之人，恶有不听者乎。"此法能改善患儿郁证状况，提高其睡眠质量。

第八节　如何预防破坏性情绪失调障碍

家长可以从以下两方面着手，来预防破坏性情绪失调障碍：

一、营造好的成长环境

共同生活的家庭成员应注意营造轻松愉悦的家庭氛围，自幼培养孩子的作息规律、张弛有度的生活习惯；培养孩子的音乐等艺术类兴趣爱好，以帮助孩子怡情养性；培养孩子的阅读习惯，让孩子以幽默诙谐的态度面对失意挫折；培养孩子的运动习惯以提高其躯体及精神活力等。必要时进行针对性训练，教孩子使用恰当的情绪表达方式，比如感觉愤怒时清晰地告知家人，希望家人给予帮助等。训练孩子学习积极的自我暗示，比如每天早晨对着镜子展露微笑并努力记住自己的笑容。

二、早期识别

父母及兄弟姐妹等近亲属中有情绪或精神异常，甚至明确诊断的相关疾病时，要提高对该疾病的识别意识。当孩子自幼年即表现为容易发脾气，即使不发脾气时也经常处于不高兴的状态，则应当带孩子及时就诊。

（周圆月　黄　婷　高　鑫）

附　录

广泛性焦虑障碍量表（GAD-7）

在过去的两周时间内，您是否存在以下7种情况？请根据您自己的情况完成评估。其中0分表示完全无症状；1分表示有过几天，2分表示半数以上日子出现；3分表示几乎每天都有。

1. 紧张焦虑　·····························　0　1　2　3
2. 不能控制的担忧　·····················　0　1　2　3
3. 过度担忧　···························　0　1　2　3
4. 不能放松　···························　0　1　2　3
5. 静坐不能　···························　0　1　2　3
6. 易激惹　·····························　0　1　2　3
7. 不祥预感　···························　0　1　2　3

本量表的每个条目为0~3分，4级评定，以最近2周内，出现靶症状的天数进行评估。

广泛性焦虑障碍量表（GAD-7）的总分范围为0~21分，可用于评估焦虑症状的严重程度，0~4分为无具临床意义的焦虑；5~9分为轻度；10~14分为中度；≥15分为重度。

儿童焦虑性情绪筛查量表

评定说明：请您根据最近3个月的实际感受填写下表，不要考虑怎样回答才"正确"，仅根据您的感觉如实回答，在符合您的那一格打"√"。注意不要漏项。

序号	项目	无	有时	经常
1	当我感到害怕时，出现呼吸困难（出气不赢）			
2	我在学校时感到头痛			
3	我不喜欢与不太熟悉的人在一起			
4	如果我不在家里睡觉，就觉得内心不安			
5	我经常担心别人是不是喜欢我			
6	当我害怕时，感到马上要死去似的			
7	我总是感到紧张不安			
8	父母无论去哪里，我总是离不开他们			
9	别人说我好像很紧张的样子			
10	当我与不熟悉的人在一起时，就感到紧张			
11	在学校时就出现肚子痛			
12	当我害怕时，自己感觉快要发疯，失去控制了			
13	我总担心让我自己一个人睡觉			
14	我担心自己不像其他孩子一样好			
15	当我害怕时，感到恍恍惚惚，好像周围的一切不真实似的			
16	我梦见父母发生了不幸的事情			
17	我担心又要去上学			
18	我害怕时，心跳会加快			
19	我手脚发抖打颤			
20	我梦见发生了对我不利的事情			
21	我对于一些精心为我而安排的事感到不安和不自在			
22	当我害怕时，我会出汗			

序号	项目	无	有时	经常
23	我是一个忧虑的人			
24	我无缘无故地感到害怕			
25	我害怕一个人待在家里			
26	我觉得和不熟悉的人说话很困难			
27	我害怕时感到不能呼吸			
28	别人说我担心得太多了			
29	我不愿离开自己的家			
30	我担心以前那种紧张（或惊恐）的感觉再次出现			
31	我总担心父母会出事			
32	当我与不熟悉的人在一起时，觉得害羞			
33	我担心将来会发生什么事情			
34	我害怕时感到恶心、想吐			
35	我担心自己能不能把事情做好			
36	我害怕去上学			
37	我担忧已发生了什么事			
38	我害怕时，感到头昏			
39	当我与其他伙伴或大人在一起做事情时（比如在朗读、说话、游戏、做体育活动），如果他们看着我，我就感到紧张			
40	当我去参加活动、跳舞或者有不熟悉的人在场时，就感到紧张			
41	我是一个害羞的人			
42	我害怕在别的孩子面前做没做过的事情			
43	我担心被人取笑			
44	我周围都是我不认识的小朋友时，我觉得害羞			
45	我和小伙伴一起时很少说话			
46	我担心其他孩子会怎样看待我			
47	我觉得伙伴们取笑我			
48	我和陌生小朋友说话时感到紧张			
49	我担心其他孩子会怎样说我			
50	我只同我熟悉的小朋友说话			
51	我担心别的小伙伴不喜欢我			

本量表有版权，评分请与修订者联系。

儿童社会交往焦虑测评量表（SASC）

儿童社交焦虑量表的条目涉及社交焦虑所伴发的情感、认知及行为。本量表为10个条目版本。进行评分时，请指出每句话对您的适用程度：0表示从不，1表示有时，2表示总是。

1.我害怕在别的孩子面前做没做过的事情 …………………………………… 0 1 2

2.我担心被人取笑 …………………………………………………………… 0 1 2

3.我周围都是我不认识的小朋友时，我觉得害羞 …………………………… 0 1 2

4.我和小伙伴一起时很少说话 ……………………………………………… 0 1 2

5.我担心其他孩子会怎样看待我 …………………………………………… 0 1 2

6.我觉得小朋友们取笑我 …………………………………………………… 0 1 2

7.我和陌生的小朋友说话时感到紧张 ……………………………………… 0 1 2

8.我担心其他孩子会怎样说我 ……………………………………………… 0 1 2

9.我只同我很熟悉的小朋友说话 …………………………………………… 0 1 2

10.我担心别的小朋友会不喜欢我 ………………………………………… 0 1 2

本量表包含两个大因子

1. 害怕否定评价，比如第1、2、5、6、8、10条。

2. 社交回避及苦恼，比如第3、4、7、9条。

评定说明

若得分大于9分，应考虑有明显的社交焦虑症状。

PHQ-9 抑郁症筛查量表

在过去的两周里，您生活中的以下症状出现的频率有多少？请把相应的数字加起来计算总分。

序号	项目	没有	有几天	一半以上时间	几乎天天
1	做事时提不起劲或没有兴趣	0	1	2	3
2	感到心情低落，沮丧或绝望	0	1	2	3
3	入睡困难、睡不安或睡得过多	0	1	2	3
4	感觉疲倦或没有活力	0	1	2	3
5	食欲不振或吃太多	0	1	2	3
6	觉得自己很糟或觉得自己很失败，或让自己、家人失望	0	1	2	3
7	对事物专注有困难，例如看报纸或看电视时	0	1	2	3
8	行动或说话速度缓慢到别人已经察觉？或刚好相反——变得比平日更烦躁或坐立不安，动来动去	0	1	2	3
9	有不如死掉或用某种方式伤害自己的念头	0	1	2	3

计分规则

1. **计算总分**

0~4　　没有抑郁症　　　　　　（注意自我保重）

5~9　　可能有轻微抑郁症　　　（建议咨询心理医生或心理医学工作者）

10~14 可能有中度抑郁症　　　（最好咨询心理医生或心理医学工作者）

15~19 可能有中重度抑郁症　　（建议咨询心理医生或精神科医生）

20~27 可能有重度抑郁症　　　（一定要看心理医生或精神科医生）

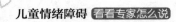
2.核心项目分

项目1、4、9，任何一题得分>1（即选择2、3），需要引起关注。

项目1、4，代表抑郁的核心症状。

项目9代表有自伤意念。

抑郁自评量表

请根据您在上一周内出现这些感受或者行为表现的程度回答下列问题，在适当的等级下划"√"。

序号	项目	没有	有一点	有一些	总是
1	我为一些以前并没有困扰我的事而觉得困扰。	0	1	2	3
2	我不想吃东西，也不怎么觉得饿。	0	1	2	3
3	即使家人和朋友努力使我好受点，我也无法快乐起来。	0	1	2	3
4	我觉得我和其他孩子一样好。	0	1	2	3
5	我觉得我无法集中精力做事。	0	1	2	3
6	我觉得情绪低落不开心。	0	1	2	3
7	我觉得太累了，不能做事情了。	0	1	2	3
8	我觉得有好事要发生。	0	1	2	3
9	我觉得自己以前做的事没有起作用。	0	1	2	3
10	我觉得恐惧。	0	1	2	3
11	我睡得没有以前好。	0	1	2	3
12	我觉得开心。	0	1	2	3
13	我比以前安静多了。	0	1	2	3
14	我觉得孤独，好像我没有任何朋友似的。	0	1	2	3
15	我觉得我认识的小孩都对我不友好，或者他们不想和我在一起。	0	1	2	3
16	我过得很好。	0	1	2	3
17	我想哭。	0	1	2	3
18	我觉得悲伤。	0	1	2	3
19	我觉得人们不喜欢我。	0	1	2	3
20	对我来说，很难开始着手做一些事情。	0	1	2	3

计分规则

量表采用四级计分，从0"没有"到3"总是"。

评定说明

得分超过15分即为抑郁障碍或心境恶劣。

参考文献

1. 陶国泰，郑毅，宋维村. 儿童少年精神医学 ［M］. 南京：江苏科学技术出版社，2008.

2. 苏林雁. 儿童精神医学 ［M］. 长沙：湖南科学技术出版社，2014.

3. 美国精神医学学会. 精神障碍诊断与统计手册.（第五版）［M］. 北京：北京大学出版社，2015.

4. 杜亚松. 儿童心理障碍诊疗学 ［M］. 北京：人民卫生出版社，2013.

5. 谭兴贵. 中医药膳学 ［M］. 北京：中国中医药出版社，2015.

6. 张奇文，朱锦善. 实用中医儿科学 ［M］. 北京：中国中医药出版社，2016.

7. Wiggins JL，Brotman MA，Adleman NE，et al. Neural correlates of irritability in disruptive mood dysregulation and bipolar disorders ［J］. Am J Psychiatry. 2016，173（7）：722 - 730.

8. Mayes SD，Waxmonsky JD，Waschbusch DA，et al. Mother，father，and teacher agreement on disruptive mood dysregulation symptoms in a child psychiatric sample［J］. Int J Ment Health Psychiatry. 2016，2（2）.

9. Roy AK，Lopes V，Klein RG. Disruptive mood dysregulation disorder：a new diagnostic approach to chronic irritability in youth［J］. Am J Psychiatry. 2014，171（9）：918 - 924.

10. Fernandez de la Cruz L，Simonoff E，McGough JJ，et al. Treatment of children with attention-deficit/ hyperactivity disorder（ADHD）and irritability：results from the multimodal treatment study of children with ADHD（MTA）［J］. J Am Acad Child Adolesc Psychiatry. 2015，54（1）：62 - 70.